图解儿童经络按摩治百病

白金版

刘清国 编著

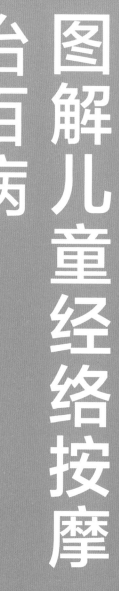

中国轻工业出版社

图书在版编目（CIP）数据

图解儿童经络按摩治百病：白金版 / 刘清国编著 . —
北京：中国轻工业出版社，2021.2
ISBN 978-7-5184-3220-2

Ⅰ . ①图… Ⅱ . ①刘… Ⅲ . ①小儿疾病－经络－按
摩疗法（中医）－图解 Ⅳ . ① R244.1-64

中国版本图书馆 CIP 数据核字（2020）第 191396 号

责任编辑：付　佳　关　冲　　责任终审：张乃東　　整体设计：锋尚设计
策划编辑：翟　燕　　　　　　　责任校对：朱燕春　　责任监印：张京华

出版发行：中国轻工业出版社（北京东长安街6号，邮编：100740）
印　　刷：北京博海升彩色印刷有限公司
经　　销：各地新华书店
版　　次：2021年2月第1版第1次印刷
开　　本：710×1000　1/16　印张：14
字　　数：250千字
书　　号：ISBN 978-7-5184-3220-2　定价：49.80元
邮购电话：010-65241695
发行电话：010-85119835　传真：85113293
网　　址：http://www.chlip.com.cn
Email：club@chlip.com.cn
如发现图书残缺请与我社邮购联系调换
200409S2X101ZBW

目录

第一章　**孩子为什么总生病**

第二章　小儿不同年龄的经络保健按摩

第三章　日常保健穴位 TOP10

第四章　**小儿亚健康，推推按按效果好**

第五章　**小儿常见病，按摩调理好得快**

第六章　小儿也要讲养生，四季保健各不同

第七章　困扰家长的热点话题

微信扫描书中含 📖 图标的二维码

★ 配套电子书
★ 专家讲解视频
★ 儿童安全小知识

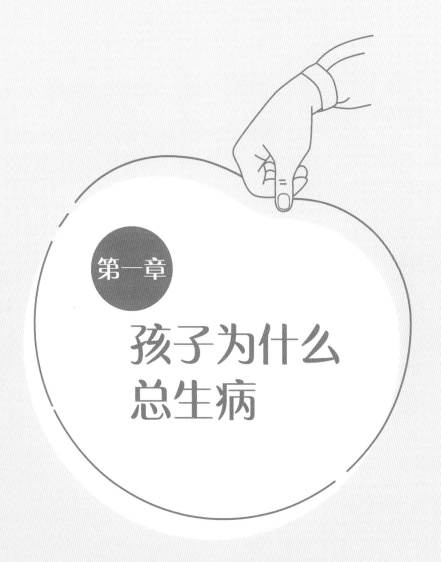

第一章

孩子为什么
总生病

"为什么我的孩子总生病?"相信很多家长都有这样的困扰,其实,不是你的孩子爱生病,所有的孩子在6岁之前,都容易出现反复感冒、鼻炎、肺炎、咳嗽、盗汗、遗尿等病症,这是孩子的生理特点决定的。孩子就像一株嫩芽,初生时节身体各器官还都比较稚嫩,一旦有"风吹草动",就特别容易受到病邪的侵害。当然,由于每个孩子的体质不同,有些孩子先天不足或后天照顾不周,生病的概率会高一些。

孩子处于不断生长发育的过程中,无论是健康还是生病的时候,都与成人不同,所以,了解孩子的生长发育规律、生理特点和病理特点,适时增加经络按摩,可以给予孩子最好的照顾,让孩子健康地成长。

小儿的生理与病理都与成人不同,其生理特点主要有两个方面:"脏腑娇嫩,形气未充;生机蓬勃,发育迅速"。病理特点主要表现为:"发病容易,传变迅速;脏气清灵,易趋康复"。掌握这些特点,对小儿的健康发育和疾病的诊断、防治都有极其重要的意义。

小儿生理特点:
脏腑娇嫩,形气未充;生机蓬勃,发育迅速

脏腑娇嫩,形气未充　　孩子的脏腑娇嫩,血气未充,以肺、脾、肾三脏的血气不足尤为突出。肺主一身之气,孩子在生长发育的过程中对肺气的需求旺盛,所以平时要注意给孩子补肺经(肺经在孩子无名指指腹上,顺时针方向旋推末节指腹为补)。孩子不断地生长发育,对脾胃运化食物的要求较高,所以平时要注意给孩子补脾经(脾经位于孩子拇指桡侧缘以及拇指指腹,临床多选用拇指桡侧缘直推法,循拇指桡侧缘从指尖推至指根)。肾为孩子的先天和根本,依赖脾胃的充养,才能逐渐强壮,儿童时期迅速成长对其的需求也非常迫切,所以平时需注意给孩子补肾经(肾经在孩子小指指腹上,顺时针方向旋推末节指腹为补)。

孩子就好像刚刚萌生的幼芽，很脆弱，但生机勃勃，一天一个样，生长得非常快，而且年龄越小，生长越快，营养的需求量也相对越大。有一种说法叫"变蒸"，是指孩子出生后32日为一变，64日为一蒸，经过10变5蒸后，再经历3次大蒸（即64日后一次大蒸，又64日后再一次大蒸，又128日后第三次大蒸），共575日变蒸完毕。变蒸临床表现为身微热，耳及臀部冷，此外无其他症状。历代医家都认为，发热是孩子发育过程中的正常生理现象。《诸病源候论》提到："（孩子）自初生起，变蒸周期在320日内为32日，以后延长为64日、128日。"这也侧面证明孩子的生长发育是一个逐步减慢的过程。

小儿病理特点：
发病容易，传变迅速；脏气清灵，易趋康复

发病容易，传变迅速 孩子的身体器官和机能没有发育完全，抵抗力弱，很容易感染疾病。隋唐时期的中医名著《备急千金要方》就有记载，孩子新生肌肤幼弱，容易被风邪所侵犯，出现发高热或手足抽动的现象。书中比喻孩子就像一棵幼苗，不好好看护，很容易出现问题，如孩子抗病能力差，加上温度变化不会增减衣服，容易被外邪侵犯；孩子不能自己节制饮食，容易被饮食所伤。

孩子不仅容易发病，而且变化迅速，不像成人那样固定，具有动态的特点。其寒热虚实的变化比成人更为迅速，更显复杂，更容易受到环境的干扰。有时孩子上午还是发热、咳嗽的风寒感冒，下午就变成咳嗽加重、痰黄量多的风热感冒了。针对这种病理特点，在孩子患病的过程中，家长要学会仔细观察，辨证论治。

脏气清灵，易趋康复 孩子生机蓬勃，精力充沛，即使患病了，其组织再生和修复能力也非常旺盛，所以生病之后如能及时刺激经络，就很容易将身体调养好。此外，小儿疾病病因较为单纯，以

外感六淫和内伤饮食居多，较少受七情的影响，痼疾顽症相对少于成人，对于治疗反应明显。故虽生病，轻症容易治愈，重病只要经过及时恰当的治疗、护理，病情好转也比成人快，容易康复。

家长为什么要学习儿童经络按摩

儿童经络按摩是指在孩子体表特定的穴位或部位施以手法，用米防病、治病或助长、益智的一种无痛苦、无毒副作用、减少用药、缩短病程的绿色治疗和保健方法，对孩子的疾病防治和保健具有优势。

一部分小儿疾病西医需要打针、吃药，但利用经络按摩却能轻松解决。小儿经络按摩一般年龄越小效果越好，因为随着年龄的增长，机体对按摩的感知力会下降。

儿童经络按摩主要从增强机体抗病能力，遵循中医理论中"正气足则邪不可干"着手治疗疾病，经络按摩不使用药物，又能够起到用药的效果，有时比用药起效还快、疗效还好，无毒副作用，还可免除小孩打针服药的痛苦，父母学会了能缓解孩子的病情，平时也可以保健使用。而药物治疗则或多或少要干扰人体免疫机制。所以经络按摩远比滥用药物治疗更有利于儿童的健康成长，孩子也更容易接受。

儿童经络按摩治疗范围广泛，可治夜啼、惊风、消化不良、呕吐、厌食、腹泻、腹痛、便秘、口疮、舌炎、伤风感冒、遗尿、咳嗽等，疗效奇特。

每个孩子的成长过程中，或多或少都会生病，如果把孩子的身体全部交给医院，依赖药物治疗，不仅耗费家长大量的精力、物力和时间，有时还可能治标不治本。如果家长能学习一些小儿经络按摩，便可省去很多不必要的麻烦，在孩子出现发病的苗头时，推一推、揉一揉，可能就不会发展起来。平时多给孩子做一做保健按摩，也能让孩子的身体强壮起来。

儿童经络按摩有哪些独特优势

《黄帝内经》中就记载了人体的经络系统，指出经络具有"行血气，营阴阳，决死生，处百病"的作用。意思是说，人体的健康是由经络系统维持的，经络正常运转，气血顺畅，阴阳平衡，人体就健康；经络不通，人就会生病。孩子的经络比成年人敏感，只要手法正确，轻轻按摩，治疗效果就会很好。

小儿经络按摩，有促进气血循行、经络通畅、神气安定、调和脏腑的作用，能达到驱邪治病的目的。在儿科临床中常用于治疗学龄前儿童的咳嗽、便秘、腹泻、食欲不振、积滞等疾病，而且年龄越小，效果越好。儿童经络按摩的优势如下：

1　疾病预防。中医强调治未病，提醒人们在日常生活中注重调养体质、调理身体阴阳气血的平衡，增强抗病能力，预防疾病。所以在孩子健康时进行经络按摩能起到强身健体的作用，而在孩子有生病征兆时进行经络按摩，也能够快速地帮孩子做好预防，抵御疾病侵扰。

2　缩短病程。人体的穴位遍布全身，从头顶到脚底都有治疗疾病的特效穴。孩子生病的时候，对特效穴进行恰当的按摩便能帮助孩子缓解身体不适，缩短病程，疾病自然好得快。

3　促进生长发育。日常的保健按摩可以让孩子的体质得以改善，从根本上提高抵抗力。轻柔的手法对提高孩子的睡眠质量也很有帮助，而且有助于刺激生长激素分泌旺盛，有利于孩子的生长发育。

4　稳定情绪。家长对孩子进行按摩是一种表达与传递爱的亲子活动，让孩子从小感受到温暖与关爱，有利于驱除寂寞与紧张，使情绪稳定，心情舒畅，也有利于开朗性格的形成。

儿童经络按摩有助于孩子身体的生长和发育，使肌肉更加结实。其对小儿亚健康、小儿常见病都有显著的疗效。

家长必知的按摩手法：
推、揉、运、摩、掐

推法 在一定部位或穴位上，沿一定方向推动

直推法　用拇指桡侧或指腹，或用食指、中指指腹，在穴位上单方向
　　　　直线推动。

旋推法　用拇指指腹在穴位上作旋转推动，速度较运法快，用力较指
　　　　揉法轻。

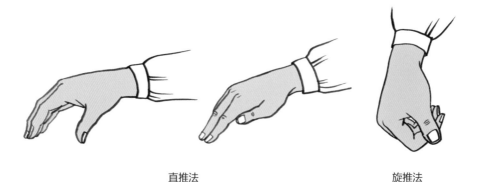

直推法　　　　　　　　　　　　　　　旋推法

分推法	用两手拇指桡侧，或用食指、中指指腹自穴位向两旁做一字形或八字形推动。
合推法	又称合法，是分推法的反向操作。用拇指指腹自两旁向中点合拢推动。

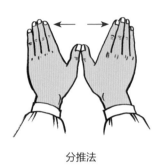

分推法

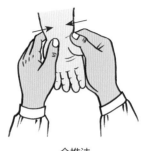

合推法

揉法　轻柔和缓、小幅度、顺时针或逆时针旋转揉动

指揉法	用拇指或中指的指腹或指端在穴位或治疗部位上做轻柔和缓、小幅度、顺时针或逆时针方向的旋转运动。
大鱼际揉法	用大鱼际在施术部位稍用力下压，腕部放松，前臂运动，通过腕关节带动着力部分做和缓、小幅度、顺时针或逆时针方向的环旋揉动。
掌揉法	以掌心或掌根着力，在治疗部位上稍用力下压，腕部放松，前臂运动，以肘关节为支点，带动掌部着力部分连同前臂做轻柔和缓、小幅度、顺时针或逆时针的旋转揉动。

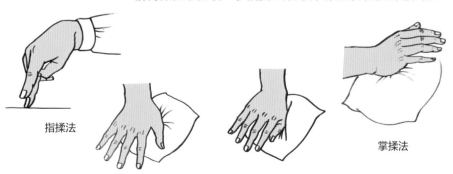

指揉法

大鱼际揉法

掌揉法

运法　在穴位上由此及彼做环形或弧形推动

　　按摩者一手握住孩子手部，用另一手的拇指、食指或中指指腹在相应穴位上由此及彼做弧形或环形推动。

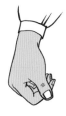

拇指运法

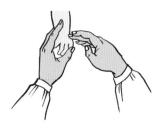

中指运法

摩法　顺时针或逆时针环形推动

指摩法　按摩者手掌自然伸直，食指、中指、无名指和小指并拢，用指腹在治疗部位或穴位上做顺时针或逆时针方向环形摩动。

掌摩法　按摩者手掌自然伸直，以掌面着力，在治疗部位或穴位上做顺时针或逆时针方向环形摩动。

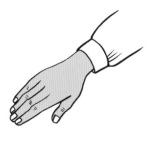

指摩法

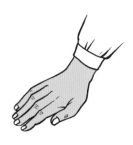

掌摩法

掐法　　用指甲重刺穴位

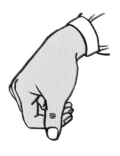

按摩者拇指伸直，手握空拳，以拇指指甲着力，在治疗部位逐级用力掐按。本法起到以指代针的作用。

掐法

如何给孩子舒舒服服做按摩

加点按摩介质，让按摩效果更佳

在小儿按摩中添加介质能提升按摩的效果，其作用一是保护皮肤，避免损伤孩子娇嫩的肌肤；二是加强疗效。

· 保护皮肤

可以使用油脂类介质（茶油、橄榄油、香油、猪油、凡士林）、粉末类介质（滑石粉、爽身粉、痱子粉），能够在按摩的过程中起到润滑的作用，使按摩手法更加灵活顺畅，有助于保护孩子娇嫩的肌肤。

· 增强疗效

　　运用各种汁类介质（薄荷汁、姜汁、葱汁、蒜汁、蛋清）、水剂介质（凉水）及将各种中药的提取物与油脂配合制作成按摩油、按摩膏（常用的有红花油、冬青膏、陈元膏、乌头膏等）也是目前临床中的常用做法，能够增强按摩效果。

给孩子进行经络按摩时要注意什么

1　室内要保持空气流通，环境舒适，温度要保持在25～28℃，避免孩子着凉。

2　父母给孩子按摩之前要将指甲修剪圆滑，避免在按摩过程中划破孩子的皮肤。

3　如果你的双手较凉，记得先将手搓热，避免引起孩子的不适。

4　按摩顺序有三种方法，一是先按摩头部和面部，再按摩上肢、胸腹、腰背、下肢穴位；二是先按摩主穴，后按摩配穴；三是先按摩配穴，后按摩主穴。另外，上肢穴位习惯只按摩左侧，而其他部位的穴位，两侧均可进行按摩。

5　无论采用哪种按摩顺序，都要将掐、捏等较强的手法放到最后操作，以免刺激到孩子，不利于按摩的进行。

6　给孩子按摩的力度要循序渐进，从轻到重，以孩子皮肤微微发红为度。

7　在按摩的过程中，向心为补，离心为清；以顺为补，以逆为清；轻者为补，重者为清。心、肝、肺经宜清不宜补，脾经、肾经宜补不宜清。

8 千万不要在自己精神状态不好的情况下给孩子进行按摩，不然会大大降低按摩的效果。

9 按摩的时间应根据孩子年龄的大小、体质强弱、病情轻重等来定。按摩一次不宜超过20分钟，通常每天按摩1次，慢性病可隔日按摩1次，高热等急性病可每日按摩2次。

10 皮肤病、骨折、出血等部位不可进行按摩。

补泻手法的说明

Tips

小儿经络按摩十分重视补泻，"虚者补之，实者泻之"是经络按摩治疗的基本法则。在长期的医疗实践中，对小儿经络按摩的补泻提出了以下补泻方法：

1. 轻重补泻法：是指术者运用手法在小儿体表穴位上操作时用力的轻重而言，轻者为补，重者为泻。

2. 快慢补泻法：是指术者运用手法在小儿体表穴位上操作的速度，即频率而言，手法操作频率快为泻法，频率慢为补法。

3. 方向补泻法：一般而言，在手部穴位上以向心方向直推为补法，以离心方向推为泻法，来回推为平补平泻。

4. 经络补泻法：是指顺着经络走向操作为补；逆着经络走向操作为泻。如摩腹时，顺时针为补，逆时针为泻。

5. 次数补泻法：是指术者运用手法在穴位上操作次数的多少，它是衡量手法补泻的有效治疗量。一般而言，次数多、时间长而轻柔的手法为补法，次数少、时间短而较重的手法为泻法。

掌握手指度量法，取穴快又准

不少父母也想给自己的孩子做按摩，但是在实际操作过程中，有很多家长对于如何找准穴位感到无从下手。

这里教大家一个非常简便的取穴手法，就是"手指同身寸法"。"同身"就是同一个人的身体，人有高矮胖瘦，不同的人的手指尺寸也不一样。因此，要想准确找到孩子身上的穴位，就要以孩子的手指作为参照物，切勿用大人的手指去测量。

书中提到的1寸、1.5寸、2寸、3寸，用孩子自身的手指来测量就非常准确了。

1寸	大拇指横宽
1.5寸	食指和中指二指横宽
2寸	食指、中指和无名指三指并拢横宽
3寸	食指、中指、无名指和小指四指并拢横宽

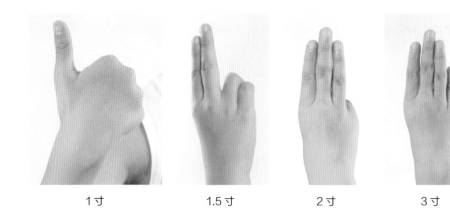

| 1寸 | 1.5寸 | 2寸 | 3寸 |

微信扫描书中含 📖 图标的二维码

★ 配套电子书

★ 专家讲解视频

★ 儿童安全小知识

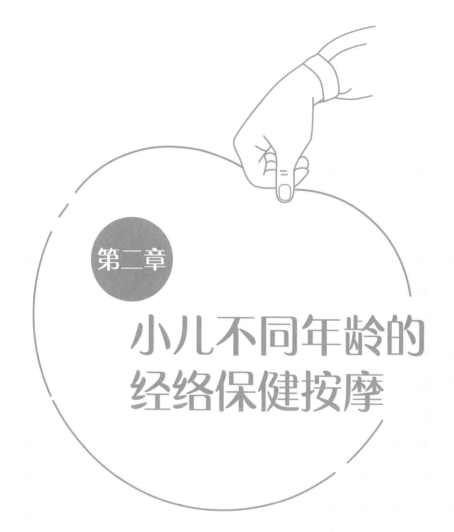

第二章

小儿不同年龄的
经络保健按摩

小儿出生后，始终处于生长发育的动态之中。不同年龄的孩子，形体、生理、病理等方面具有不同的特点，对养育、保健、疾病防治也有不同的要求，经常给小儿做一做按摩，对防治疾病、促进小儿生长发育、提高身体素质具有重要意义。根据小儿的生理特点，一般可将小儿的生长发育分为5个阶段（即新生儿期、婴儿期、幼儿期、学龄前期和学龄期）进行侧重点不同的经络按摩。

新生儿期经络保健按摩：
益肾填精、行气活血、温养脏腑

从出生起的28天为新生儿期。此时期，新生儿刚脱离母体独立生存，肺开始呼吸，脾胃开始受盛化物、输布精微，大肠开始排泄糟粕，心、肝、肾的功能开始发挥，但五脏六腑还非常娇弱，容易受到胎内、分娩或出生后护理不当等因素的损害，引起产伤、窒息、脐风及各种感染性疾病。故这个时期的保健按摩侧重于益肾填精、行气活血、温养脏腑，可以通过对手部特定穴位及督脉和背部腧穴的刺激，调整五脏六腑的功能，促进其生长发育。预防先天不足或后天失养等原因引起的生长发育迟缓症。

基本操作

1　补脾经50次，补肺经100次，补肾经100次，清心经50次，清肝经100次。

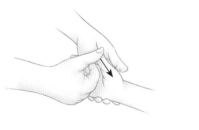

补脾经

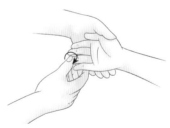

补肺经

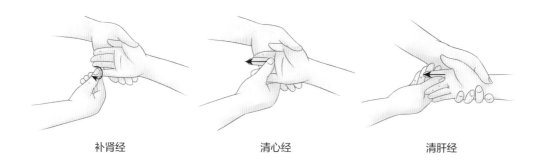

补肾经　　　　　　　清心经　　　　　　　清肝经

2　自下而上推脊柱3~5遍。按摩者一手托住孩子的臀部，使其头枕胸部呈倾斜仰卧位，另一手用掌摩法，自孩子腰骶部摩至颈项部。手法强调轻柔缓和。

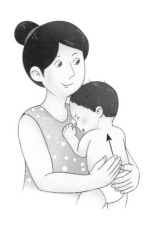

推脊柱

婴儿期经络保健按摩：
健脾和胃、补肺益气、温阳通督

　　出生28天后至满一周岁为婴儿期。此时期孩子生长发育很迅速，营养来源逐渐增加，由母乳（或奶粉）为主，逐渐添加多种辅食。这个时期的婴儿发育较快，对营养的需求量高。但是，因为孩子"脾常不足，肺常不足"，脾胃运化能力较弱，肺卫娇嫩未固，母体的免疫供给逐渐消失，自身免疫力尚未健全，容易发生咳嗽、呕吐、便秘、腹泻等肺系、脾系病症。这个时期的保健按摩侧重于健脾和胃、补肺益气、温阳通督，可通过刺激小儿特定穴位改善脏腑功能，预防肺系、脾系病症，进而提高孩子的整体抗病能力。

基本操作

1 补脾经50次，补肺经100次，补肾经100次，清心经50次，清肝经100次。

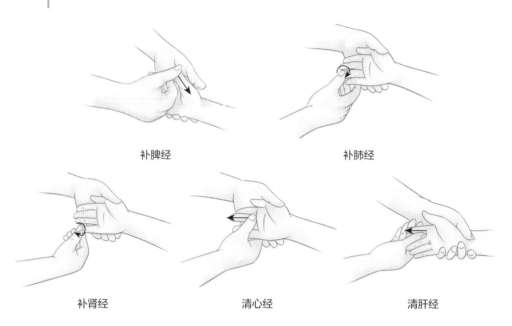

补脾经   补肺经

补肾经   清心经   清肝经

2 摩腹3~5分钟。妈妈将双手搓热后置于婴儿腹部，做轻柔缓和、不带动皮下组织的顺时针抚摩，每日1次。

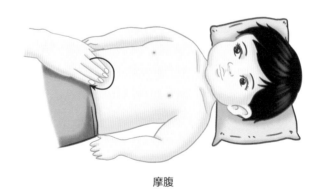

摩腹

3 俯卧位或家长抱坐，自下而上推脊柱3~5遍。手法力求轻柔缓和。

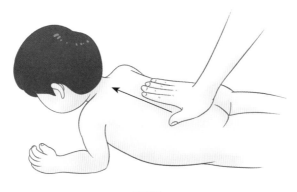

推脊柱

幼儿期经络保健按摩：
健脾益肺、行气活血，增强抵抗力

1~3岁为幼儿期，这一时期孩子体格生长较前减慢，但随着活动范围的增大，接触他人和周围事物的机会增多，其智力发育迅速，语言、思维、动作和表达能力增强。幼儿期孩子脾胃功能依然较弱，易患吐泻、疳证等脾系病症；随着户外活动的增多，也易感受风寒外邪导致鼻塞、流涕、发热、咳嗽等肺系病症。这个时期的保健按摩侧重于健脾益肺、行气活血，通过刺激特定穴位，以增强脾肺功能，提高机体整体的抵抗力。

基本操作

1 补脾经300次，补肺经100次，补肾经50次，清心经50次，清肝经100次。

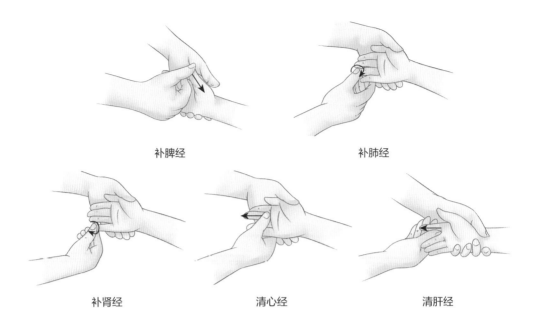

补脾经

补肺经

补肾经

清心经

清肝经

2 摩腹5分钟（妈妈将双手搓热后置于幼儿腹部，做轻柔缓和、不带动皮下
组织的环形抚摩，每日1次）。

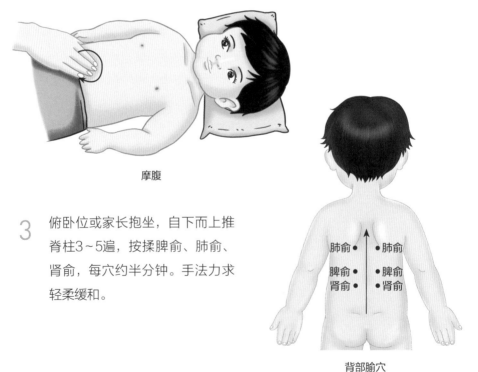

摩腹

3 俯卧位或家长抱坐，自下而上推
脊柱3~5遍，按揉脾俞、肺俞、
肾俞，每穴约半分钟。手法力求
轻柔缓和。

肺俞 · · 肺俞
脾俞 · · 脾俞
肾俞 · · 肾俞

背部腧穴

学龄前期经络保健按摩：
健脾和胃、益气养血，提高抗病能力

3~7周岁为学龄前期，这个时期孩子体格发育稳步增长，智力发育渐趋完善。脾肺不足的特点依旧使其极易患流行性呼吸系统、消化系统病症。学龄期的保健按摩侧重于健脾和胃、益气养血，通过刺激特定穴及经络，进一步提高机体整体的抗病能力。

基本操作

1　取仰卧位，开天门50次，推坎宫30次，揉太阳穴1分钟，搓擦迎香，以热为度。

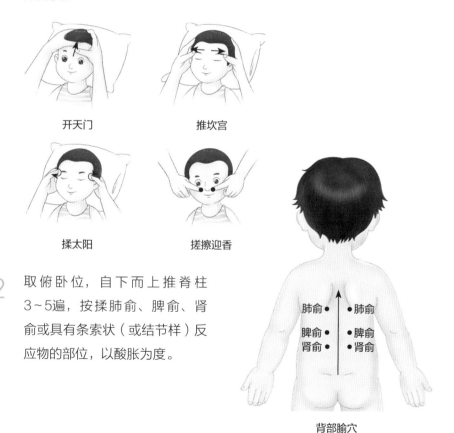

开天门　　　　推坎宫

揉太阳　　　　搓擦迎香

2　取俯卧位，自下而上推脊柱3~5遍，按揉肺俞、脾俞、肾俞或具有条索状（或结节样）反应物的部位，以酸胀为度。

肺俞 ●　● 肺俞
脾俞 ●　● 脾俞
肾俞 ●　● 肾俞

背部腧穴

3 捏脊自下而上3~5遍。

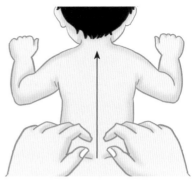

捏脊

4 补脾经300次，补肺经100次，补肾经100次。

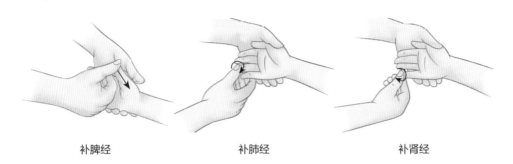

补脾经　　　　　　　补肺经　　　　　　　补肾经

5 按揉关元1分钟，揉足三里1分钟。

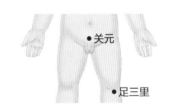

●关元

●足三里

揉关元、足三里

学龄期经络保健按摩：
健脾和胃、调理阴阳、调整脏腑

　　从7周岁后至青春期来临（一般为女12岁，男13岁）为学龄期，这个时期，孩子体格智力均稳步增长，脏腑经络的发育也逐渐成熟。保证充足的睡眠及正常的营养吸收是此阶段的重点，保健按摩侧重于健脾和胃、调理阴阳、调整脏腑，通过刺激经络及相关穴位，进一步改善脾胃运化功能，提高睡眠质量。

基本操作

1   取仰卧位，开天门100次；推坎宫50次；揉太阳穴1分钟；搓擦迎香，以热为度。

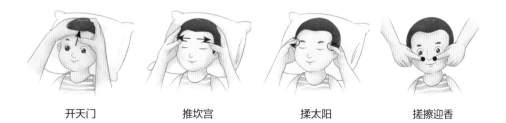

开天门　　　　　　推坎宫　　　　　　揉太阳　　　　　　搓擦迎香

2   取俯卧位，推脊柱自下而上3~5遍，按揉肺俞、脾俞、肾俞或具有条索状（或结节样）反应物的部位，以酸胀得气为度。

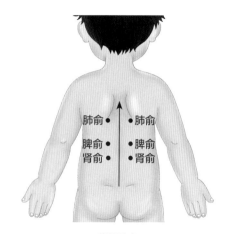

背部腧穴

3   捏脊自下而上3~5遍。

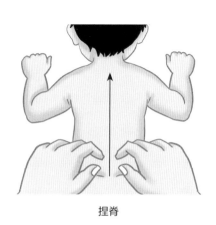

捏脊

4 补脾经300次，补肺经100次，补肾经100次。

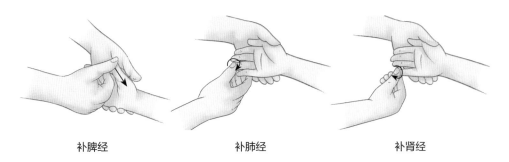

补脾经　　　　　　　　　　补肺经　　　　　　　　　　补肾经

5 按揉关元1分钟，揉足三里1分钟。

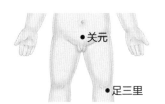

揉关元、足三里

微信扫描书中含📖图标的二维码

★配套电子书

★专家讲解视频

★儿童安全小知识

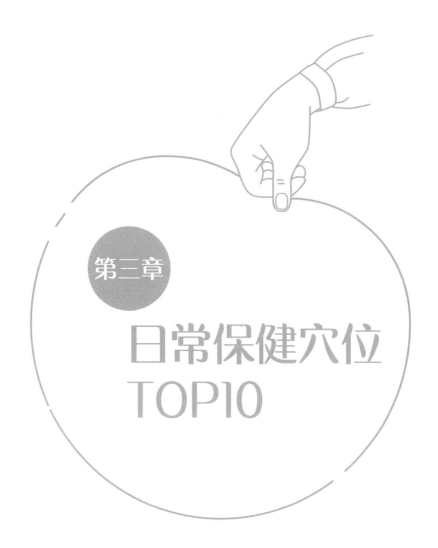

第三章

日常保健穴位
TOP10

看按摩手法讲解

脾经
健脾胃，补气血

准确定位 脾经在拇指桡侧缘以及拇指指腹。按摩时多选用拇指桡缘。

按摩手法 顺时针旋推拇指末节指腹，循拇指桡侧缘由指尖推向指根为补脾经；循拇指桡侧缘由指根往指尖方向推为清脾经。

作用功效 健脾胃，补气血，化痰。

适应证 体质虚弱、消化不良、疳积、消瘦、恶心呕吐、腹泻、便秘、痢疾、黄疸、咳嗽等病症。

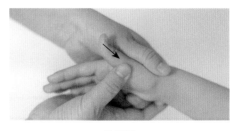

补脾经

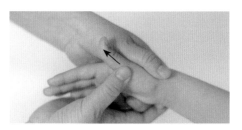

清脾经

肺经
补益肺气，化痰止咳

准确定位 肺经位于无名指指腹。

按摩手法 顺时针旋推无名指末节指腹为补肺经；沿整个无名指掌面自指根推向指尖为清肺经。

作用功效 补益肺气，化痰止咳。

适应证 感冒发热、咳嗽、哮喘、喘促、虚汗怕冷、遗尿、尿频等病症。

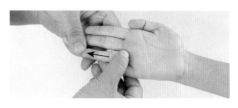

清肺经

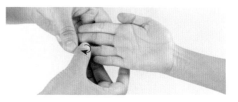

补肺经

外劳宫

温阳散寒，发汗解表

准确定位　外劳宫在手背第3、4掌骨中点。

按摩手法　一手持小儿手，另一手拇指指腹顺时针按揉。

作用功效　温阳散寒，发汗解表。

适应证　感冒、咳嗽、腹胀、腹痛、腹泻、脱肛等病症。

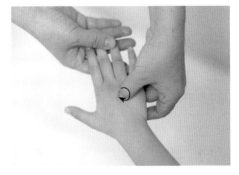

揉外劳宫

大肠经

除湿热，导积滞

准确定位　大肠经在食指桡侧面，自指尖至虎口成一直线。

按摩手法　从虎口推向指尖为清大肠经；从指尖推向虎口为补大肠经。

作用功效　涩肠固脱，清大肠湿热，导积滞。

适应证　便秘、腹泻、腹痛、腹胀、脱肛等病症。

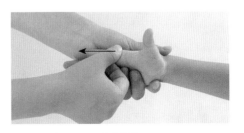

清大肠经

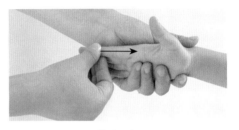

补大肠经

天河水
清热解表，泻火除烦

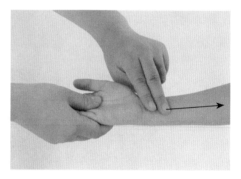

清天河水

准确定位　天河水在前臂内侧正中，自腕横纹至肘横纹成一直线。

按摩手法　一手持小儿手，另一手食、中二指指腹自腕横纹推向肘横纹，为清天河水。

作用功效　清热解表，泻火除烦。

适应证　高热、五心烦热、口燥咽干、口舌生疮、感冒发热、头痛、咽痛等病症。

六腑
清热、解毒、凉血

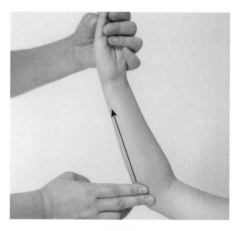

退六腑

准确定位　六腑在前臂尺侧，自肘尖至腕横纹尺侧成一直线。

按摩手法　用食、中二指指腹，自肘横纹推至腕横纹，称为退六腑。

作用功效　清热、解毒、凉血。

适应证　脏腑郁热、高热、腮腺炎、肿毒、汗证、咽痛等病症。

三关
温阳散寒，发汗解表

准确定位 三关在前臂桡侧，自腕横纹至肘横纹成一直线。

按摩手法 用拇指桡侧或食、中二指指腹，自腕横纹推向肘横纹，称为推三关。

作用功效 温阳散寒，发汗解表。

适应证 气血虚弱、阳气不足、疳积、风寒感冒、腹痛、食欲不振等病症。

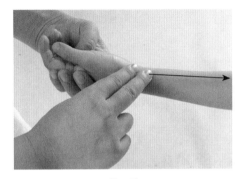

推三关

中脘
健脾和胃，消食和中

准确定位 中脘在肚脐上方4寸，剑突与肚脐连线的中点处。

按摩手法 用拇指或中指指腹或掌根顺时针按揉，称揉中脘。

作用功效 健脾和胃，消食和中。

适应证 腹泻、腹胀、食欲不振、呕吐、疳积等病症。

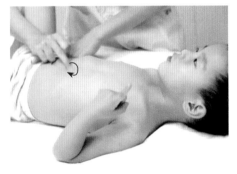

揉中脘

足三里
健脾和胃，强身健体

准确定位　足三里在外膝眼下3寸（孩子4横指的宽度），距胫骨前缘1横指处。

按摩手法　用拇指指端顺时针揉，称为揉足三里。

作用功效　健脾和胃，强身健体。

适应证　腹胀、腹痛、便秘、腹泻、呕吐、脾胃虚弱、疳积、抵抗力弱等病症。

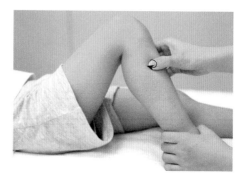

揉足三里

涌泉
滋阴降火，引火归元

准确定位　涌泉在脚底部，位于脚掌前1/3与后2/3的交界处。

按摩手法　用拇指顺时针揉，称为揉涌泉；用拇指往脚趾方向推，称推涌泉。

作用功效　滋阴降火，引火归元。

适应证　呕吐、腹泻、发热、虚热盗汗、五心烦热、烦躁不安、夜啼、哮喘等病症。

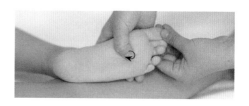

揉涌泉

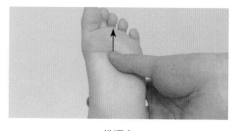

推涌泉

微信扫描书中含 📖 图标的二维码

★ 配套电子书

★ 专家讲解视频

★ 儿童安全小知识

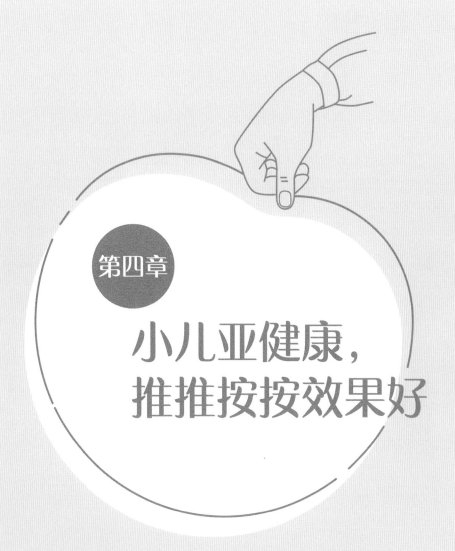

第四章

小儿亚健康，
推推按按效果好

食欲不振

食欲不振与厌食不同，厌食是孩子较长时间内不想进食，甚至厌恶进食的一种病症，多见于1~6岁儿童，会引起营养摄入不足，也会在一定程度上影响生长发育。而食欲不振指的是短时间内不想进食，一般不超过2周，同时可能会出现因营养摄入不足导致的学习效率下降、注意力不集中、疲倦、头晕等症状。

在判断孩子是否食欲不振时要注意排除厌食症或其他消化系统病症，如胃肠道溃疡、肝炎、肠炎等。

小儿食欲不振的基本按摩手法

看按摩手法讲解

补脾经 300次

准确定位 脾经在拇指桡侧缘以及拇指末节指腹。

按摩手法 循拇指桡侧缘由指尖向指根方向直推。

作用功效 健脾胃，补气血，化痰。

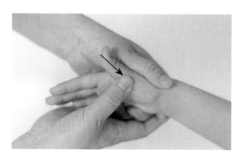

补脾经

揉板门 3分钟

准确定位 板门在手掌大鱼际的平面。

按摩手法 用拇指指腹顺时针揉大鱼际平面的中点。

作用功效 健脾和胃，消食止吐。

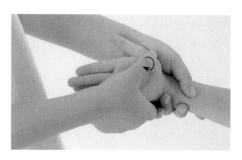

揉板门

揉外劳宫 3分钟

准确定位 外劳宫在手背第3、4掌骨中点。

按摩手法 一手持小儿手，另一手用拇指指腹顺时针按揉。

作用功效 温阳散寒，发汗解表。

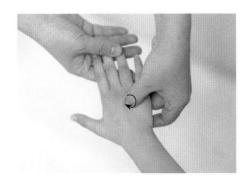

揉外劳宫

清肝经 100次

准确定位 肝经在食指指腹。

按摩手法 一手持小儿手，另一手用拇指指腹从小儿食指指根推向指尖。

作用功效 平肝泻火，熄风止痉。

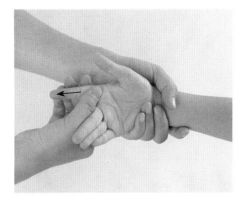

清肝经

推三关 300次

准确定位 三关在前臂桡侧，自腕横纹至肘横纹成一直线。

按摩手法 用拇指桡侧或食、中二指指腹自腕横纹推向肘横纹。

作用功效 温阳散寒，发汗解表。

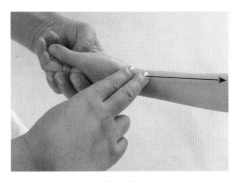

推三关

运内八卦 100次

准确定位 内八卦在手掌面，以掌心为圆心，圆心至中指指根横纹的2/3为半径所作圆周。

按摩手法 拇指指腹用运法，顺时针按摩穴位。

作用功效 宽胸理气，和胃降逆。

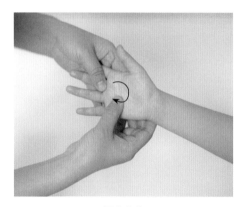

运内八卦

推四横纹 2分钟

准确定位 四横纹在掌面四指第1指间关节横纹处。

按摩手法 一手固定小儿手，使四指并拢，另一手用拇指或食指来回推四横纹。

作用功效 退热除烦，消滞散结。

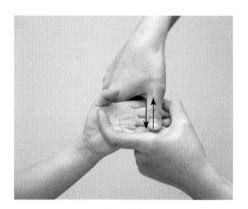

推四横纹

摩腹 4分钟

准确定位 腹部指脐周大腹部。

按摩手法 用手掌或四指先顺时针摩腹再逆时针摩腹。

作用功效 调节五脏六腑，促进消化吸收，调节二便。

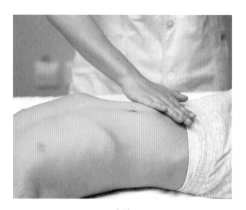

摩腹

揉足三里　3分钟

准确定位　足三里在外膝眼下3寸（孩子4个横指的宽度），距胫骨前缘1横指处。

按摩手法　用拇指指端顺时针揉。

作用功效　健脾和胃，强身健体。

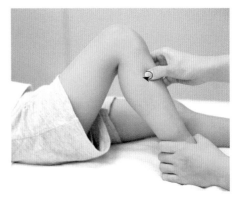

揉足三里

捏脊　3~5次

准确定位　脊柱在腰背部正中间，从颈部大椎到腰骶部长强的连线。

按摩手法　用拇指和食指，两手交替，沿脊柱两侧从长强穴起往上边推边捏边放，一直捏到大椎穴，捏脊一般捏3~5遍，最后一遍使用捏3提1法（每捏3下将背部皮肤提1下，称为捏3提1法）。

作用功效　调和阴阳，理气血，增强体质。

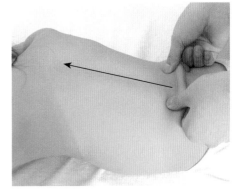

捏脊

睡眠不安

由于孩子五脏六腑发育尚未成熟，所以容易睡不安稳，表现为环境适应能力差，入睡难，难以整夜安睡，易惊醒，睡眠过程出现啼哭、磨牙、翻来覆去等现象。随着孩子的成长，身体发育趋于成熟，睡眠会越来越好。

小儿睡眠不安的基本按摩手法

推坎宫 1分钟

准确定位 坎宫是眉头至眉梢的一条直线。

按摩手法 双手拇指指腹自眉心向眉梢分推。

作用功效 疏风解表，止头痛。

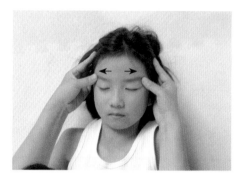

推坎宫

轻掐山根 9次

准确定位 山根在两目内眦连线中点与印堂之间的斜坡上。

按摩手法 用拇指指甲轻掐按。

作用功效 明目，安神。

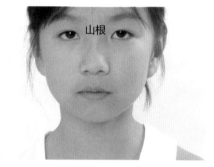

轻掐山根

清肝经 300次

准确定位 肝经在食指指腹。

按摩手法 一手持小儿手，另一手用拇指指腹从小儿食指指根推向指尖。

作用功效 平肝泻火，熄风止痉。

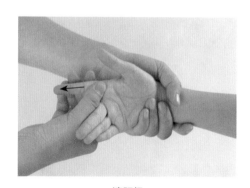

清肝经

捣揉小天心 400次

准确定位 小天心在手掌大、小鱼际交界处的凹陷中。

按摩手法 用中指尖或屈曲的指间关节捣100次，再用中指或拇指揉300次。

作用功效 清热镇惊，利尿透疹，明目安神。

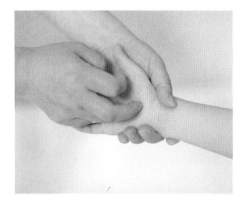

捣揉小天心

摩腹 4分钟

准确定位 腹部指脐周大腹部。

按摩手法 用手掌或四指先顺时针摩腹再逆时针摩腹。

作用功效 调节五脏六腑，促进消化吸收。

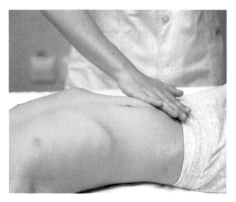

摩腹

肥胖

任何年龄的孩子都有肥胖的可能，肥胖最常见于婴儿期、学龄前期以及青春期。通常情况下，肥胖的孩子食欲非常好，喜欢吃一些油腻的食物，不喜欢吃蔬菜，再加上不爱活动、劳逸不当导致脾胃虚弱，脂肪难以消解。这时父母们可以经常给孩子做有利于运化排泄的按摩来帮助孩子减肥。

小儿肥胖的基本按摩手法

看按摩手法讲解

揉中脘 2分钟

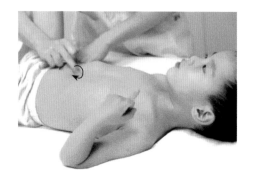

准确定位 中脘在肚脐上方4寸，剑突与肚脐连线的中点处。

按摩手法 用拇指或中指指腹，或掌根顺时针按揉。

作用功效 健脾和胃，消食和中。

揉中脘

揉天枢 2分钟

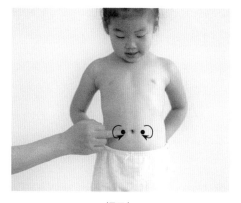

准确定位 天枢在肚脐外侧旁开2寸的位置。

按摩手法 用拇指或中指指腹揉。

作用功效 理气消滞，调理大肠。

揉天枢

拿肚角 20次

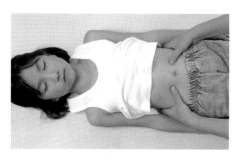

准确定位 肚角是指脐下2寸（石门）再旁开2寸的位置。

按摩手法 用拇、食、中三指拿穴位处。

作用功效 理气消滞，止腹痛。

拿肚角

揉气海 1分钟

准确定位 气海在腹部前正中线上，脐下1.5寸处。

按摩手法 用拇指或中指指腹顺时针揉。

作用功效 益气助阳，强壮体质。

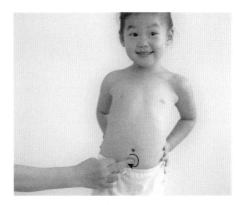

揉气海

揉脾俞 1分钟

准确定位 脾俞在后正中线上，第11胸椎棘突下旁开1.5寸处。

按摩手法 用两手拇指或食、中二指的指端揉。

作用功效 健脾和胃，消食祛湿。

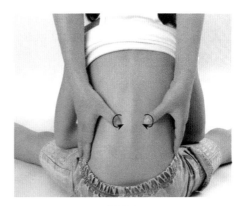

揉脾俞

揉胃俞 1分钟

准确定位 胃俞在后正中线上，第12胸椎棘突下旁开1.5寸处。

按摩手法 用两手拇指或食、中二指的指端揉。

作用功效 和胃助运，消食导滞。

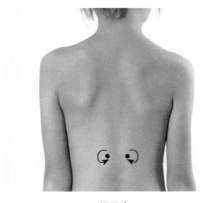

揉胃俞

便秘型肥胖的按摩手法

表现　便秘是此类型肥胖孩子的最大体质特征。

操作　基本手法加搓擦协肋30～50次，推下七节骨300次，揉龟尾1分钟。

搓擦协肋　30～50次

用双手手掌从小儿两侧腋下搓擦至天枢穴。

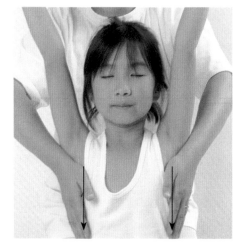

搓擦协肋

推下七节骨　300次

七节骨是命门至尾骨端的一条直线。用食、中二指指腹从上往下推。

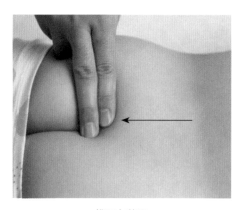

推下七节骨

揉龟尾 1分钟

龟尾位于尾椎骨端。用拇指或中指指端揉。

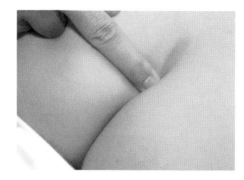

揉龟尾

气短乏力型肥胖的按摩手法

表现 此类型肥胖的孩子很容易感到身体乏力和气短。

操作 基本手法加补脾经300次，补肺经100次，揉膻中1分钟，捏脊5次。

补脾经 300次

脾经在拇指桡侧缘以及拇指末节指腹。循拇指桡侧缘由指尖向指根方向直推。

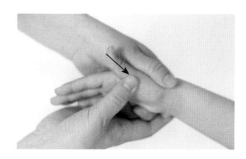

补脾经

补肺经 100次

肺经位于无名指指腹。顺时针旋推无名指末节指腹。

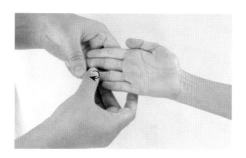

补肺经

揉膻中　1分钟

膻中在前正中线上，两乳头连线的中点。用拇指或中指指腹顺时针按揉。

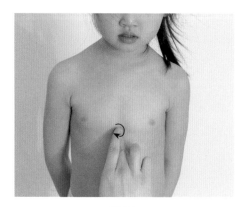

揉膻中

捏脊　5次

脊柱在腰背部正中间，从颈部大椎到腰骶部长强的连线。用拇指和食指，两手交替沿脊柱两侧从长强穴起往上边推边捏边放，一直捏到大椎穴，捏脊一般捏3～5遍，最后一遍使用捏3提1法（每捏3下将背部皮肤提1下，称为捏3提1法）。

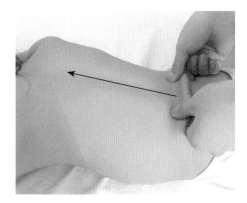

捏脊

微信扫描书中含 📱 图标的二维码

★配套电子书
★专家讲解视频
★儿童安全小知识

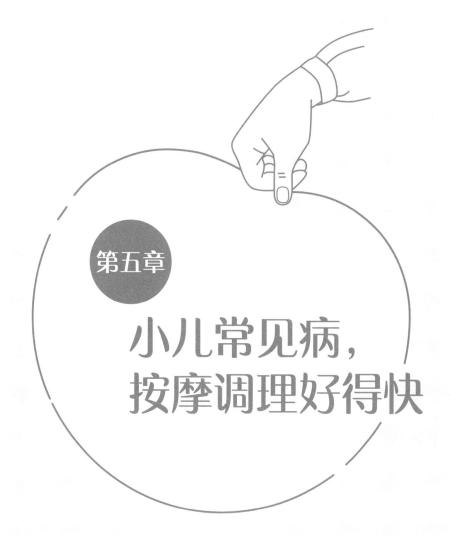

第五章

小儿常见病，
按摩调理好得快

感冒

感冒是一种常见病，由于其常因感受外邪为先，所以又称"伤风"。感冒一年四季都可以发生，冬春之交最为常见。小儿身体尚未发育完全，感冒的特点与成人有所不同，常常累及心、肝、脾等诸多脏腑。经络按摩治疗小儿感冒应以解表、散寒、清热为主。

小儿感冒的基本按摩手法

开天门 50次

准确定位 天门是眉心至发际形成的一条直线。

按摩手法 用双手拇指指腹自眉心往发际交替直推。

作用功效 疏风解表，醒脑止痛。

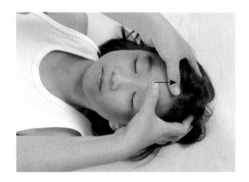

开天门

推坎宫 50次

准确定位 坎宫是眉头向眉梢的一条直线。

按摩手法 双手拇指指腹自眉心向眉梢稍分推。

作用功效 疏风解表，止头痛。

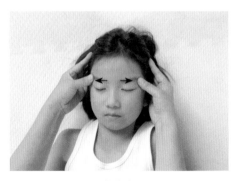

推坎宫

揉太阳 50次

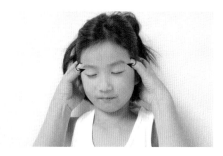

准确定位 太阳在眉毛末梢与外眼角延长线的交点处。

按摩手法 用双手拇指指腹按揉。

作用功效 发汗解表，止头痛。

揉太阳

揉掐耳后高骨 30～50次

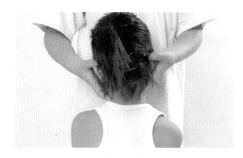

准确定位 耳后高骨位于耳后，入发际高骨下凹陷处。

按摩手法 用拇指或中指的指端揉之，继而掐之。

作用功效 发汗解表，镇惊除烦。

揉掐耳后高骨

揉肺俞 2分钟

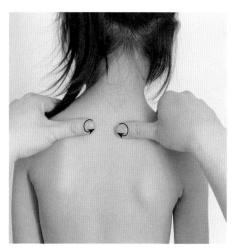

准确定位 肺俞在后正中线上，第3胸椎棘突下旁开1.5寸处。

按摩手法 用双手拇指或食、中二指按揉。

作用功效 调补肺气，止咳化痰。

揉肺俞

风寒型感冒的按摩手法

表现 怕冷、发热、无汗、四肢关节酸痛、流清涕、咳痰清稀、舌淡。

操作 基本手法加掐揉二扇门2～3分钟，揉外劳宫1分钟，推脊柱2分钟。

掐揉二扇门　2～3分钟

二扇门位于手背中指掌指关节两旁的凹陷中。两拇指分别置于左、右凹陷中，揉3掐1。

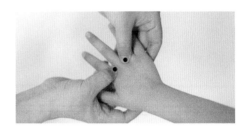

掐揉二扇门

揉外劳宫　1分钟

外劳宫在手背第3、4掌骨中点。一手持小儿手，另一手用拇指指腹顺时针按揉。

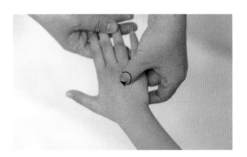

揉外劳宫

推脊柱　2分钟

用掌根从尾椎骨端向上直推脊柱至大椎，以皮肤发红发热为度。

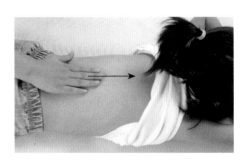

推脊柱

风热型感冒的按摩手法

表现 发热重、怕风或怕冷、有汗、流黄涕、嗓子疼、口干、咳嗽痰黄、舌边尖红、舌苔薄黄。

操作 基本手法加清肺经300次，清天河水300次，揉大椎1分钟。

清肺经 300次

肺经位于无名指指腹。沿整个无名指掌面自指根推向指尖。

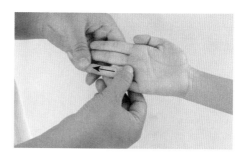

清肺经

清天河水 300次

天河水在前臂内侧正中自腕横纹至肘横纹成一直线。一手持小儿手，另一手食、中二指指腹自腕横纹推向肘横纹。

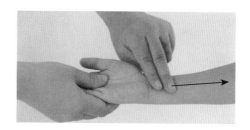

清天河水

揉大椎 1分钟

大椎在后背正中线上，第7颈椎棘突下凹陷中。用拇指或中指按揉。

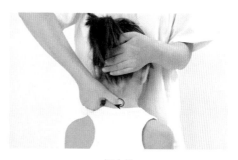

揉大椎

咳嗽痰多型感冒的按摩手法

表现 感冒伴咳嗽、痰多，有的宝宝不会咳出痰。
操作 基本手法加揉天突1分钟，分推膻中100次。

揉天突 1分钟

天突在胸骨的切迹上缘凹陷正中，
即喉头下面正中间凹下去的部位。
用中指或食指的指腹顺时针按揉。

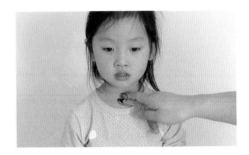

揉天突

分推膻中 100次

膻中在前正中线上，两乳头连线
的中点。用双手拇指从膻中往两
边轻推。

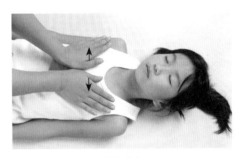

分推膻中

高热惊厥型感冒的按摩手法

表现 感冒初期可出现急性发热，惊厥大多发生在体温骤升达到39℃以上。惊厥发作时会出现意识丧失，全身对称性、强直性阵发痉挛，还可表现出双眼凝视、斜视、上翻等。
操作 基本手法加清肺经300次，清心经200次，清天河水300次，推涌泉1分钟。

清肺经 300次

肺经位于无名指指腹。沿整个无名指掌面自指根推向指尖。

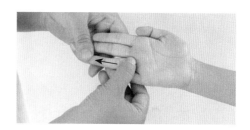

清肺经

清心经 200次

心经位于中指指腹。一手持小儿手，另一手拇指指腹从中指指根推向指尖。

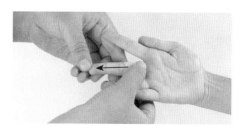

清心经

清天河水 300次

天河水在前臂内侧正中，自腕横纹至肘横纹成一直线。一手持小儿手，另一手食、中二指指腹自腕横纹推向肘横纹。

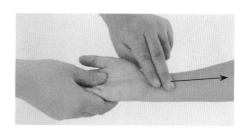

清天河水

推涌泉 1分钟

涌泉在脚底部，位于脚掌前1/3与后2/3的交界处。用拇指从涌泉穴向脚趾方向推。

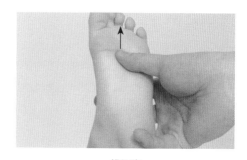

推涌泉

食欲缺乏型感冒的按摩手法

表现 感冒后没有食欲，嘴中发苦，不爱喝水。

操作 基本手法加揉板门100次，推三关300次，揉中脘3分钟，揉足三里1分钟。

揉板门 100次

板门在手掌大鱼际的平面。用拇指指腹顺时针揉大鱼际平面的中点。

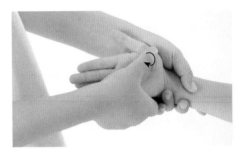

揉板门

推三关 300次

三关在前臂桡侧，自腕横纹至肘横纹成一直线。用拇指桡侧或食、中二指指腹自腕横纹推向肘横纹。

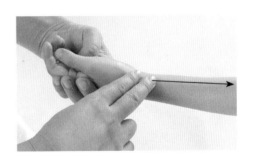

推三关

揉中脘 3分钟

中脘在肚脐上方4寸，剑突与肚脐连线的中点处。用拇指或中指指腹，或掌根顺时针按揉。

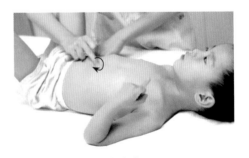

揉中脘

揉足三里　1分钟

足三里在外膝眼下3寸（孩子4个横
指的宽度），距胫骨前缘1横指处。
用拇指指端顺时针揉。

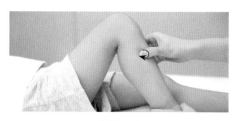

揉足三里

"工字搓背"法

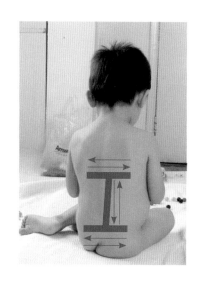

小方小法

孩子出现受寒、流鼻涕、咳嗽，处
于感冒初期的时候，可以用工字搓
背法来治疗。

按摩定位　"工字"位于背部，
由脊柱正中线的竖线、上背部"肺
俞""身柱"所在横线和腰部"肾
俞""命门"所在横线组成。

操作方法　操作方法如图所示，
每天早晚各搓两次，1岁以内的孩
子每次搓50下，1~3岁的孩子每
次搓100下，3岁以上的孩子每次
搓300下。

按摩功效　温补阳气、行气活血、强身健体、止咳平喘。

发热

对体弱的孩子来说发热真是家常便饭，一般情况下，孩子发热多和感冒、热
邪侵犯肺部，积食或者长期便秘、久病伤阴导致的阴虚内热有关。更多时候，孩
子发热是由于感冒所致，这是因为孩子抗病能力不足，寒邪侵袭身体，减弱了保

护身体的阳气，所以容易感冒发热。如果孩子发热，父母可以通过下面的基本按摩手法给孩子进行治疗，还可以仔细观察孩子的病症表现，进行针对性按摩。

小儿发热的基本按摩手法

看按摩手法讲解

开天门 50次

准确定位 天门是眉心至发际形成的一条直线。

按摩手法 用双手拇指指腹自眉心往发际交替直推。

作用功效 疏风解表，醒脑止痛。

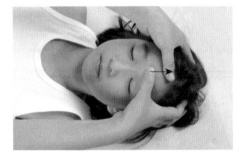
开天门

推坎宫 50次

准确定位 坎宫是眉头向眉梢的一条直线。

按摩手法 双手拇指指腹自眉心向眉梢稍分推。

作用功效 疏风解表，止头痛。

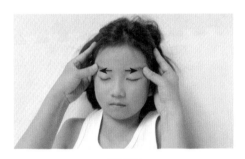
推坎宫

揉太阳 50次

准确定位 太阳在眉毛末梢与外眼角延长线的交点处。

按摩手法 用双手拇指的指腹按揉。

作用功效 发汗解表，止头痛。

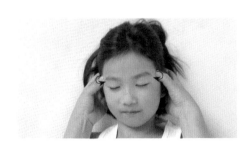
揉太阳

清肺经 300次

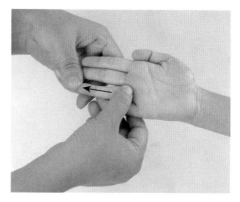

准确定位 肺经位于无名指指腹。

按摩手法 沿整个无名指掌面自指根推向指尖。

作用功效 宣肺清热，化痰止咳。

清肺经

清天河水 300次

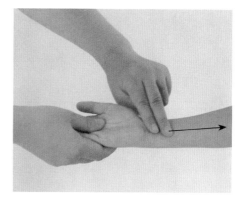

准确定位 天河水在前臂内侧正中，自腕横纹至肘横纹成一直线。

按摩手法 一手持小儿手，另一手食、中二指指腹自腕横纹推向肘横纹。

作用功效 清热解表，泻火除烦。

清天河水

风寒型发热的按摩手法

表现 发热的同时出现怕冷、头痛、鼻塞、流涕、舌苔薄白等症状。

操作 基本手法加掐揉二扇门3分钟，推三关300次，拿风池3~5次。

掐揉二扇门 3分钟

二扇门位于手背中指掌指关节两旁的凹陷中。两拇指分别置于左、右凹陷中，揉3掐1。

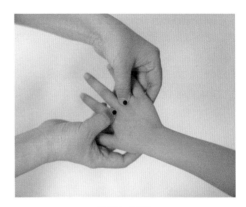

掐揉二扇门

推三关 300次

三关在前臂桡侧，自腕横纹至肘横纹成一直线。另一手用拇指桡侧或食、中二指指腹自腕横纹推向肘横纹。

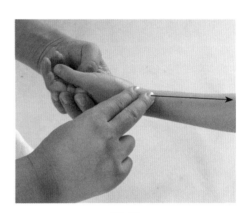

推三关

拿风池 3~5次

风池在头额后面大筋的两旁与耳垂平行处。用拇指和食指指腹相对用力提拿。

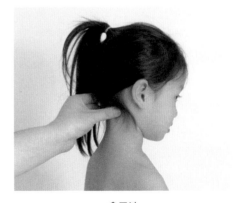

拿风池

风热型发热的按摩手法

表现 此类型发热的孩子会有微微发汗、嗓子疼、口干、流黄鼻涕、食指脉络红紫等症状。

操作 基本手法加推天柱骨10次，揉肺俞3分钟，揉丰隆1分钟。

推天柱骨 10次

天柱骨是后发际正中至大椎穴（低头后脖子凸起处）连成的一条直线。用拇指或食、中二指指腹自上往下直推。

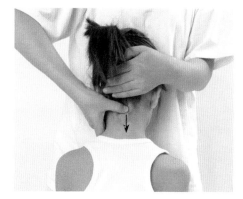

推天柱骨

揉肺俞 3分钟

肺俞在后正中线上，第3胸椎棘突下。旁开1.5寸处。用双手拇指或食、中二指按揉。

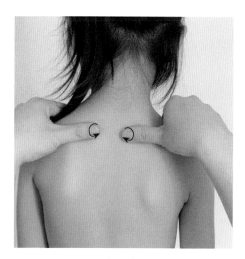

揉肺俞

揉丰隆　1分钟

丰隆在外踝尖上8寸，胫骨前缘外侧
1.5寸处。用拇指指端稍用力揉。

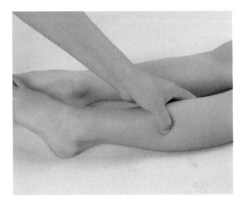

揉丰隆

肺胃实热型发热的按摩手法

表现　此类型发热的孩子有面色发红、烦躁哭闹、指纹深紫、舌红苔燥、便秘
等症状。

操作　基本手法加清胃经300次，清大肠经300次，揉板门100次，运内八卦
100次，退六腑300次，揉天枢1分钟。

清胃经　300次

胃经在大鱼际桡侧赤白肉际处。一
手持小儿手，另一手用拇指指腹从
掌根推到拇指指根。

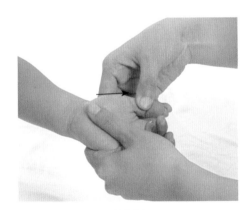

清胃经

清大肠经 300次

大肠经在食指桡侧面，自指尖至虎口成一直线。一手持小儿手，另一手拇指指腹从虎口推向指尖。

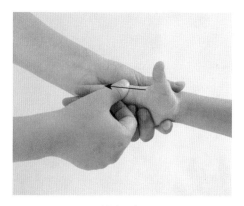

清大肠经

揉板门 100次

板门在手掌大鱼际的平面。用拇指指腹顺时针揉大鱼际平面的中点。

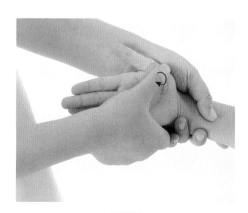

揉板门

运内八卦 100次

内八卦在手掌面，以掌心为圆心，圆心至中指指根横纹的2/3为半径所作圆周。拇指指腹用运法，顺时针按摩。

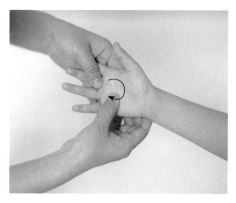

运内八卦

退六腑 300次

六腑在前臂尺侧，自肘尖至腕横及尺侧成一直线。用食、中二指指腹自肘横纹推至腕横纹。

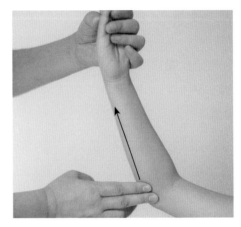

退六腑

揉天枢 1分钟

天枢在肚脐外侧旁开2寸的位置。用拇指或中指指腹揉。

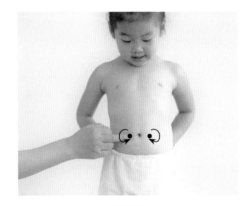

揉天枢

阴虚型发热的按摩手法

表现　阴虚发热的孩子一般手脚比较热、夜间睡觉时容易出汗，伴有食欲减退等，其最大的特点是发热多见于午后。

操作　基本手法加补脾经300次，补肺经100次，补肾经100次，揉内劳宫1分钟，揉足三里1分钟，推涌泉1分钟。

补脾经 300次

脾经在拇指桡侧缘以及拇指末节指腹。循拇指桡侧缘由指尖向指根方向直推。

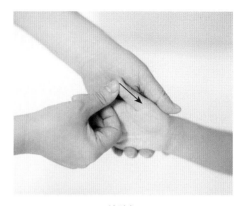

补脾经

补肺经 100次

肺经位于无名指指腹。顺时针旋推无名指末节指腹。

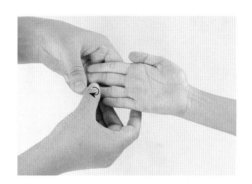

补肺经

补肾经 100次

肾经位于小指指腹。一手持小儿手，另一手拇指指腹顺时针旋推小指末节指尖。

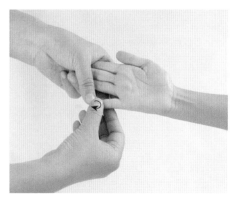

补肾经

揉内劳宫 1分钟

内劳宫在手掌心，第2、3掌骨之间。一手持小儿手，另一手用拇指指腹按揉。

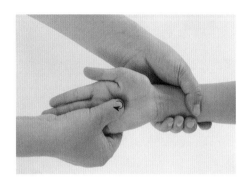

揉内劳宫

揉足三里 1分钟

足三里在外膝眼下3寸（孩子4个横指的宽度），距胫骨前缘1横指处。用拇指指端顺时针揉。

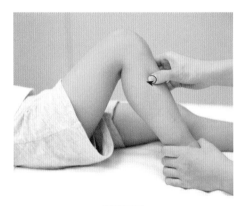

揉足三里

推涌泉 1分钟

涌泉在脚底部，位于脚掌前1/3与后2/3的交界处。用拇指从涌泉穴向脚趾方向推。

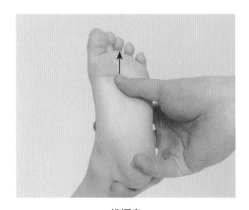

推涌泉

高热不退时，可以用刮痧的手法帮助孩子退热。刮痧前可在孩子背部脊柱两侧涂抹一些按摩油。用牛角刮板（或家里的汤匙）自胸椎向腰椎方向，沿背部两侧膀胱经（后正中线旁开2指宽），自上而下轻刮5~7遍，刮出痧来。然后再用两手拇、食二指相对，挤捏督脉及背俞穴。此手法为强刺激手法，挤捏时疼痛明显，因此用力不可过重，操作速度要迅捷，一般挤捏1穴只需1秒钟，总时间在20分钟左右。

积滞

积滞是指小儿伤于乳食，饮食停留体内不消化，形成的脾胃病症，也是消化不良的一种表现。积滞一年四季均可发病，夏秋季节发病率略高。任何年龄段儿童均可患病，但以婴幼儿为多见。积滞在临床上的主要表现为不思乳食，食而不化，呕吐腐酸，大便不调，腹部胀满，形体瘦弱等。本病预后良好，经过适当处理，大多会痊愈。如果积滞日久或迁延失治，可导致脾胃功能严重受损，饮食失调，最终可影响生长发育。

小儿积滞基本按摩手法

看按摩手法讲解

清脾经 200次

准确定位 脾经在拇指桡侧缘以及拇指末节指腹。

按摩手法 循拇指桡侧缘由指根往指尖方向直推。

作用功效 健脾胃，补气血，化痰。

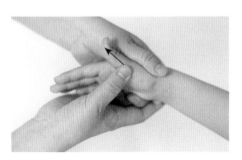
清脾经

运内八卦 100次

准确定位　内八卦在手掌面，以掌心为圆心，圆心至中指指根横纹的2/3为半径所作圆周。

按摩手法　拇指指腹用运法，顺时针按摩。

作用功效　宽胸理气，和胃降逆。

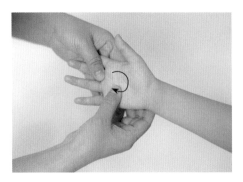

运内八卦

揉中脘 1分钟

准确定位　中脘在肚脐上方4寸，剑突与肚脐连线的中点处。

按摩手法　用拇指或中指指腹，或掌根顺时针按揉。

作用功效　健脾和胃，消食和中。

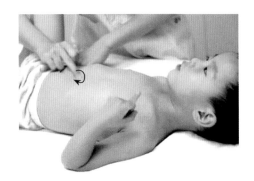

揉中脘

揉天枢 2分钟

准确定位　天枢在肚脐外侧旁开2寸的位置。

按摩手法　用拇指或中指指腹揉。

作用功效　理气消滞，调理大肠。

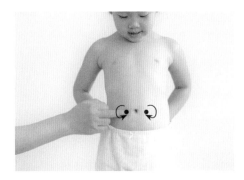

揉天枢

揉足三里 3分钟

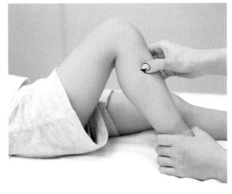

准确定位 足三里在外膝眼下3寸（孩子4个横指的宽度），距胫骨前缘1横指处。

按摩手法 用拇指指端顺时针揉。

作用功效 健脾和胃，强身健体。

揉足三里

捏脊 5次

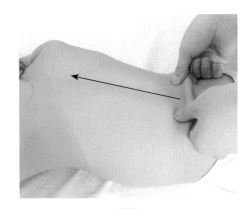

准确定位 脊柱在腰背部正中间，从颈部大椎到腰骶部长强的连线。

按摩手法 用拇指和食指，两手交替，沿脊柱两侧从长强穴起往上边推边捏边放，一直捏到大椎穴，捏脊一般捏3~5遍，最后一遍使用捏3提1法（每捏3下将背部皮肤提1下，称为捏3提1法）。

作用功效 调和阴阳，理气血，增强体质。

捏脊

五心烦热型积滞的按摩手法

表现 不思乳食、食而不化伴烦躁不安、眼睛发红、爱流眼泪、手脚潮热、睡着后出汗。

操作 基本手法加推三关300次，揉外劳宫1分钟，清肝经500次，补肾经300次，揉内劳宫1分钟。

推三关　300次

三关在前臂桡侧，自腕横纹至肘横纹成一直线。用拇指桡侧或食、中二指指腹自腕横纹推向肘横纹。

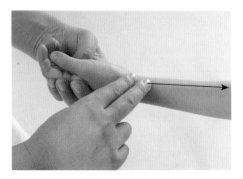

推三关

揉外劳宫　1分钟

外劳宫在手背第3、4掌骨中点。一手持小儿手，另一手用拇指指腹顺时针按揉。

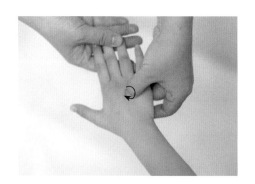

揉外劳宫

清肝经　500次

肝经在食指指腹。一手持小儿手，另一手用拇指指腹从小儿食指指根推向指尖。

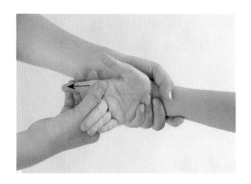

清肝经

补肾经 300次

肾经位于小指指腹。一手持小儿手，另一手拇指指腹顺时针旋推小指末节指腹。

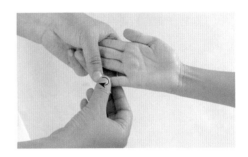

补肾经

揉内劳宫 1分钟

内劳宫在手掌心，第2、3掌骨之间。一手持小儿手，另一手用拇指指腹按揉。

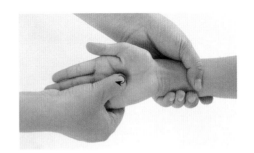

揉内劳宫

咳嗽痰喘型积滞的按摩手法

表现 不思乳食、食而不化伴咳嗽痰喘。
操作 基本手法加清肺经300次，揉膻中1分钟，揉肺俞2分钟。

清肺经 300次

肺经位于无名指指腹。沿整个无名指掌面自指根推向指尖。

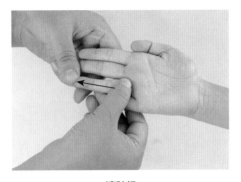

清肺经

揉膻中　1分钟

膻中在前正中线上，两乳头之间的中点。用拇指或中指指腹顺时针按揉。

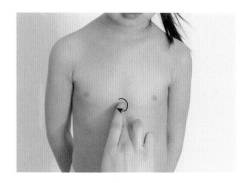

揉膻中

揉肺俞　2分钟

肺俞在后正中线上，第3胸椎棘突下旁开1.5寸处。用双手拇指或食、中二指按揉。

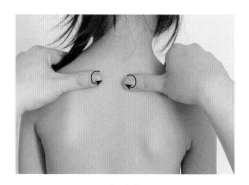

揉肺俞

便秘型积滞的按摩手法

表现　脘腹胀满伴烦闹啼哭、小便黄或如米泔，大便气味臭秽。
操作　基本手法加清大肠经300次，揉板门100次，推下七节骨200次。

清大肠经　300次

大肠经在食指桡侧面，自指尖至虎口成一直线。一手持小儿手，另一手拇指指腹从虎口推向指尖。

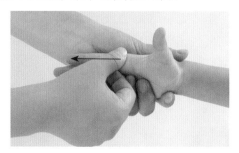

清大肠经

揉板门 100次

板门在手掌大鱼际的平面。用拇指指腹顺时针揉大鱼际平面的中点。

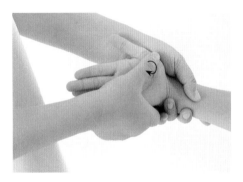

揉板门

推下七节骨 200次

七节骨是命门至尾骨端的一条直线，用食、中二指指腹从上往下推。

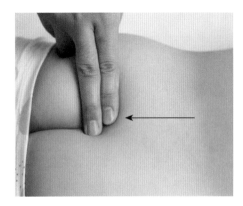

推下七节骨

厌食

厌食是指小儿较长时间食欲缺乏甚则拒食，而无外感、内伤疾病的一种常见病症。本病以女孩为多见，常见症状为不思饮食，或觉得食物索然无味，拒进饮食，患儿面色少有光泽，形体消瘦或略瘦，一般精神状态正常，大、小便也基本正常。

小儿厌食的基本按摩手法

补脾经 300次

准确定位 脾经在拇指桡侧缘以及拇指末节指腹。

按摩手法 循拇指桡侧缘由指尖向指根方向直推。

作用功效 健脾胃，补气血，化痰。

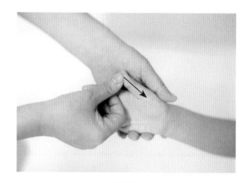

补脾经

揉板门 100次

准确定位 板门在手掌大鱼际的平面。

按摩手法 用拇指指腹顺时针揉大鱼际平面的中点。

作用功效 健脾和胃，消食止吐。

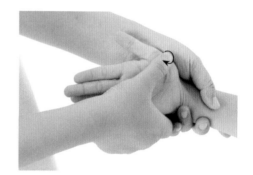

揉板门

摩腹 4分钟

准确定位 腹部指脐周大腹部。

按摩手法 用手掌或四指先顺时针摩腹再逆时针摩腹。

作用功效 调节五脏六腑，促进消化吸收，调节二便。

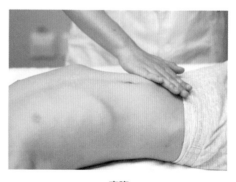

摩腹

揉脾俞 1分钟

准确定位 脾俞在后正中线上，第11胸椎棘突下旁开1.5寸处。

按摩手法 用两手拇指或食、中二指的指端揉。

作用功效 健脾和胃，消食祛湿。

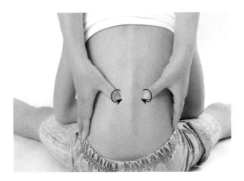

揉脾俞

揉胃俞 1分钟

准确定位 胃俞在后正中线上，第12胸椎棘突下旁开1.5寸处。

按摩手法 用两手拇指或食、中二指的指端揉。

作用功效 和胃助运，消食导滞。

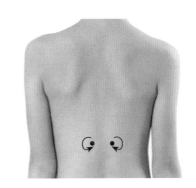

揉胃俞

捏脊 5次

准确定位 脊柱在腰背部正中间，从颈部大椎到腰骶部长强的连线。

按摩手法 用拇指和食指，两手交替，沿脊柱两侧从长强穴起往上边推边捏边放，一直捏到大椎穴，捏脊一般捏3~5遍，最后一遍使用捏3提1法（每捏3下将背部皮肤提1下，称为捏3提1法）。

作用功效 调和阴阳，理气血，增强体质。

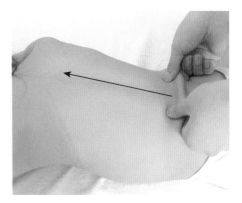

捏脊

饮食不节型厌食的按摩手法

表现 厌食伴便秘，厌食前吃东西没有规律，喜欢吃过多肥厚油腻、难于消化的食物。

操作 基本手法加清大肠经100次，退六腑300次。

清大肠经 100次

大肠经在食指桡侧面，自指尖至虎口成一直线。一手持小儿手，另一手拇指指腹从虎口推向指尖。

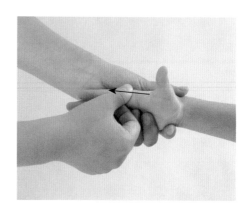

清大肠经

退六腑 300次

六腑在前臂尺侧，自肘尖至腕横纹尺侧成一直线。用食、中二指指腹自肘横纹推至腕横纹。

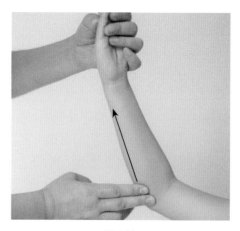

退六腑

脾虚型厌食的按摩手法

表现 患儿曾贪吃过多寒凉食物，严重的会伴有发烧和呕吐。

操作 基本手法加运内八卦50次，揉足三里3分钟。

运内八卦 50次

内八卦在手掌面，以掌心为圆心，圆心至中指指根横纹的2/3为半径所作圆周。拇指指腹用运法，顺时针按摩。

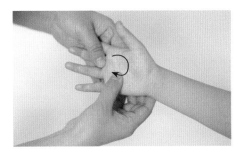

运内八卦

揉足三里 3分钟

足三里在外膝眼下3寸（孩子4个横指的宽度），距胫骨前缘1横指处。用拇指指端顺时针揉。

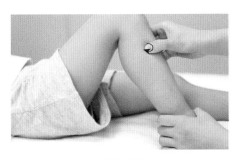

揉足三里

小方小法

方法1 将吴茱萸、白胡椒、白术各6克研成细末，用陈醋调和成膏状，敷在中脘、神阙穴上，外面用纱布固定。每日换药1次，连用5天为1个疗程。

方法2 将附子、桂枝、苍术各30克，干姜15克，白芥子20克共研成细末，用黄酒调成膏状。睡前取1~2克贴敷在所选穴位（中脘、天枢、足三里、阳陵泉、胃俞、脾俞处，除中脘外，上述穴位左右两侧穴每日交替贴敷，中脘穴酌情每日或隔日使用）。

呕吐

孩子呕吐的原因其实很简单，和成年人相比，孩子胃发育尚未完全，所以一旦在饮食上有任何不适，就很容易呕吐出来，父母看到孩子呕吐不必过于惊慌，也不要一看孩子呕吐就给孩子吃药，建议平时多给容易呕吐的孩子做做按摩，会对呕吐有一定的缓解。

小儿呕吐的基本按摩手法

扫码看按摩手法讲解

揉内关　1分钟

准确定位　内关位于前臂正中，腕横纹上2寸处。

按摩手法　一手持小儿手，另一手用拇指指端顺时针揉。

作用功效　行气降逆，温胃散寒。

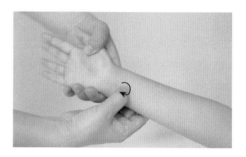

揉内关

揉膻中　100次

准确定位　膻中在前正中线上，两乳头连线的中点。

按摩手法　用拇指或中指指腹顺时针按揉。

作用功效　宽胸理气，化痰止咳。

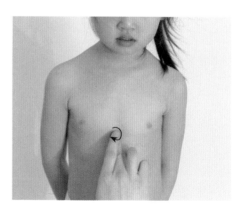

揉膻中

摩腹 1分钟

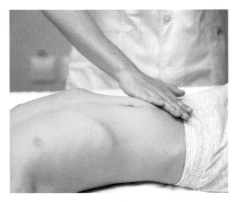

准确定位 腹部指脐周大腹部。

按摩手法 用手掌或四指先顺时针摩腹再逆时针摩腹。

作用功效 调节五脏六腑，促进消化吸收，调节二便。

摩腹

揉足三里 3分钟

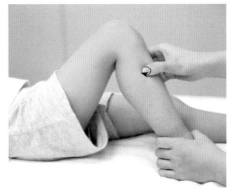

准确定位 足三里在外膝眼下3寸（孩子4个横指的宽度），距胫骨前缘1横指处。

按摩手法 用拇指指端顺时针揉。

作用功效 健脾和胃，强身健体。

揉足三里

气寒型呕吐的按摩手法

表现 此类型呕吐的孩子一般呕吐出来的是清稀的黏液、无臭味，同时伴面色苍白，精神不振，手脚冰凉，小便色清。

操作 基本手法加补脾经300次，揉板门100次，揉外劳宫1分钟，推三关300次。

补脾经 300次

脾经在拇指桡侧缘以及拇指末节指腹。循拇指桡侧缘由指尖向指根方向直推。

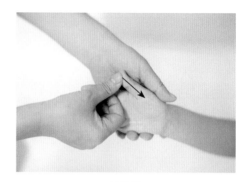

补脾经

揉板门 100次

板门在手掌大鱼际的平面。用拇指指腹顺时针揉大鱼际平面的中点。

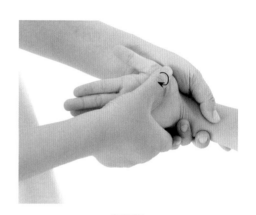

揉板门

揉外劳宫 1分钟

外劳宫在手背第3、4掌骨中点。一手持小儿手，另一手用拇指指腹顺时针按揉。

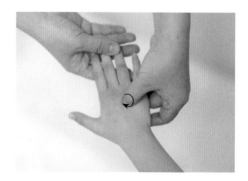

揉外劳宫

推三关　300次

三关在前臂桡侧，自腕横纹至肘横
纹成一直线。用拇指桡侧或食、中
二指指腹自腕横纹推向肘横纹。

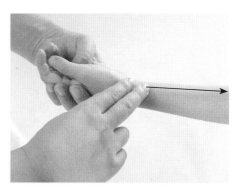

推三关

气热型呕吐的按摩手法

表现　孩子呕吐物为黄水，气味酸臭，伴烦躁不安、身热口渴、便秘或大便稀
薄、小便色黄量少。
操作　基本手法加清脾经200次，退六腑300次，清大肠经300次，揉天枢2分
钟，推下七节骨200次。

清脾经　200次

脾经位于拇指桡侧缘以及拇指末节
指腹。循小儿拇指桡侧缘由指根往
指尖方向直推。

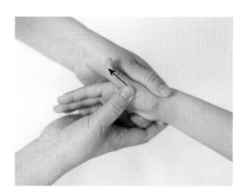

清脾经

退六腑　300次

六腑在前臂尺侧，自肘尖至腕横纹尺侧成一直线。用食、中二指指腹自肘横纹推至腕横纹。

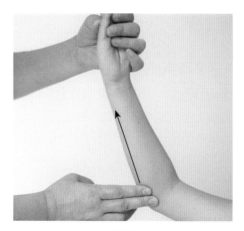

退六腑

清大肠经　300次

大肠经在食指桡侧面，自指尖至虎口成一直线。一手持小儿手，另一手用拇指指腹从虎口推向指尖。

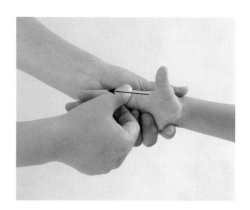

清大肠经

揉天枢　2分钟

天枢在肚脐外侧旁开2寸的位置。用拇指或中指指腹揉。

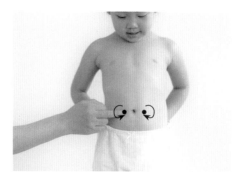

揉天枢

推下七节骨　200次

七节骨是命门至尾骨端的一条直
线。用食、中二指指腹从上往下推。

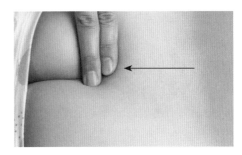

推下七节骨

食滞型呕吐的按摩手法

表现　孩子口臭，呕吐物为未消化的食物残渣，大便量多，腹部胀满，舌苔厚
腻等。

操作　基本手法加清脾经200次，揉板门300次，清大肠经100次，清胃经300
次，运内八卦50次，揉中脘2分钟。

清脾经　200次

脾经位于拇指桡侧缘以及拇指末节
指腹。循小儿拇指桡侧缘由指根往
指尖方向直推。

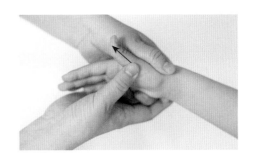

清脾经

揉板门　300次

板门在手掌大鱼际的平面。用拇指
指腹顺时针揉大鱼际平面的中点。

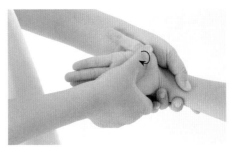

揉板门

清大肠经　100次

大肠经在食指桡侧面，自指尖至虎口成一直线，一手持小儿手，另一手用拇指指腹从虎口推向指尖。

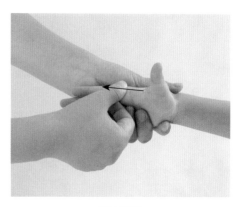

清大肠经

清胃经　300次

胃经在大鱼际桡侧赤白肉际处。一手持小儿手，另一手用拇指指腹从掌根推到拇指指根。

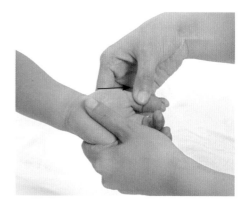

清胃经

运内八卦　50次

内八卦在手掌面，以掌心为圆心，圆心至中指指根横纹的2/3为半径所作圆周。拇指指腹用运法，顺时针按摩。

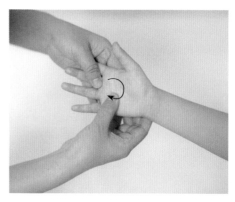

运内八卦

揉中脘　2分钟

中脘在肚脐上方4寸，剑突与肚脐连线的中点处。用拇指或中指指腹，或掌根顺时针揉。

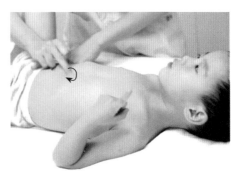

揉中脘

感冒型呕吐的按摩手法

表现　此类型呕吐的孩子会伴有感冒的一些症状，比如咳嗽流涕、发热等。

操作　基本手法加揉太阳1分钟，清肺经300次，掐揉合谷1分钟，揉曲池1分钟。

揉太阳　1分钟

太阳在眉毛末梢与外眼角延长线的交点处。用双手拇指指腹按揉。

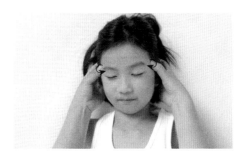

揉太阳

清肺经　300次

肺经位于无名指指腹。沿整个无名指掌面自指根推向指尖。

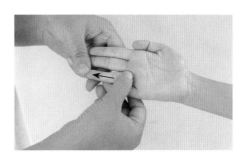

清肺经

掐揉合谷　1分钟

合谷在虎口上，第1、2掌骨间凹陷处。用拇指指端掐揉。

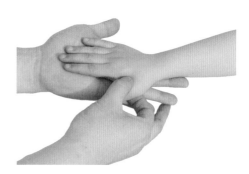

掐揉合谷

揉曲池　1分钟

曲池在肘窝桡侧横纹头至弘骨外上髁中点。用拇指指端顺时针揉。

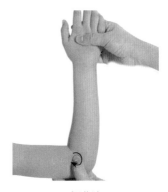

揉曲池

腹痛

　　腹痛是孩子比较常见的病症之一，但引起腹痛的原因比较复杂。孩子的饮食不规律、食品不卫生、着凉、虫积，甚至心情不佳都会引起腹痛。另外，如果孩子天生属于阳虚体质，也会经常感到腹痛，所以父母一定要分辨清楚孩子腹痛的原因再进行适当的处理，否则很可能忙得乱了手脚也没有治好孩子的腹痛。

小儿腹痛的基本按摩手法

看按摩手法讲解

揉中脘 3分钟

准确定位 中脘在肚脐上方4寸，剑突与肚脐连线的中点处。

按摩手法 用拇指或中指指腹，或掌根顺时针按揉。

作用功效 健脾和胃，消食和中。

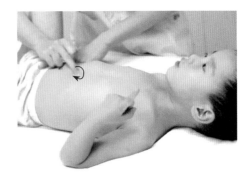

揉中脘

摩腹 6分钟

准确定位 腹部指脐周大腹部。

按摩手法 用手掌或四指先顺时针再逆时针摩腹。

作用功效 调节五脏六腑，促进消化吸收，调节二便。

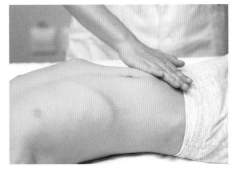

摩腹

揉胃俞 1分钟

准确定位 胃俞在后正中线上，第12胸椎棘突下旁开1.5寸处。

按摩手法 用两手拇指或食、中二指的指端揉。

作用功效 和胃助运，消食导滞。

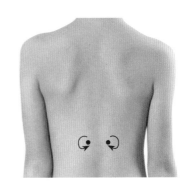

揉胃俞

虚寒型腹痛的按摩手法

表现 腹痛隐隐不止、腹部怕冷喜暖、手脚冰凉、形体消瘦。

操作 基本手法加补脾经300次，揉板门100次，按揉关元1分钟，按揉命门1分钟。

补脾经　300次

脾经在拇指桡侧缘以及拇指末节指腹。循拇指桡侧缘由指尖向指根方向直推。

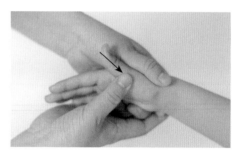

补脾经

揉板门　100次

板门在手掌大鱼际的平面。用拇指指腹顺时针揉大鱼际平面的中点。

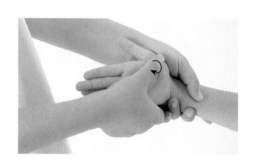

揉板门

揉关元　1分钟

关元在前正中线上，脐下3寸。用食、中二指或中指指腹按揉。

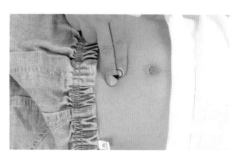

揉关元

揉命门 1分钟

命门位于腰部，在后正中线上，第2腰椎棘突下凹陷中。用拇指或中指指腹按揉。

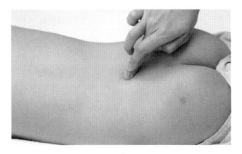

揉命门

实寒型腹痛的按摩手法

表现 腹痛剧烈、面色苍白、手脚冰凉、大便稀薄、小便清长。
操作 基本按摩手法加推三关300次，揉外劳宫1分钟。

推三关 300次

三关在前臂桡侧，自腕横纹至肘横纹成一直线。用拇指桡侧或食、中二指指腹自腕横纹推向肘横纹。

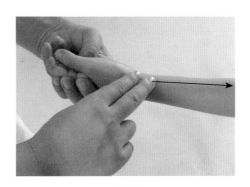

推三关

揉外劳宫 1分钟

外劳宫在手背第3、4掌骨中点。一手持小儿手，另一手用拇指指腹顺时针按揉。

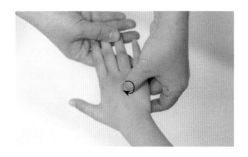

揉外劳宫

虫积型腹痛的按摩手法

表现 此类型孩子腹痛最大的特征是肚脐周围感到疼痛，食欲不差但是身体消瘦、睡觉时磨牙。如果去医院做化验可以看见蛔虫卵。

操作 基本手法加清补脾经100次，清大肠经100次。

清补脾经　100次

脾经在拇指桡侧缘以及拇指末节指腹。循拇指桡侧缘由指尖向指根方向来回推。

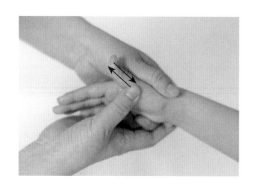

清补脾经

清大肠经　100次

大肠经在食指桡侧面，自指尖至虎口成一直线。一手持小儿手，另一手拇指指腹从虎口推向指尖。

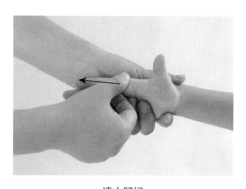

清大肠经

饮食不洁型腹痛的按摩手法

表现 腹痛伴不想吃东西、反酸、大便后腹痛感减轻。

操作 基本手法加清大肠经100次，退六腑100次，揉板门100次，揉天枢2分钟。

清大肠经 100次

大肠经在食指桡侧面，自指尖至虎口成一直线。一手持小儿手，另一手拇指指腹从虎口推向指尖。

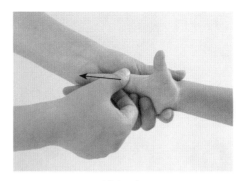

清大肠经

退六腑 100次

六腑在前臂尺侧，自肘尖至腕横纹尺侧成一直线。用食、中二指指腹自肘横纹推至腕横纹。

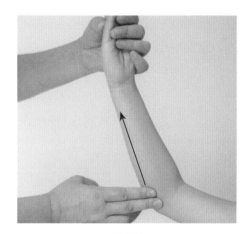

退六腑

揉板门 100次

板门在手掌大鱼际的平面。用拇指指腹顺时针揉大鱼际平面的中点。

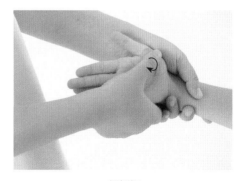

揉板门

揉天枢 2分钟

天枢在肚脐外侧旁开2寸的位置。用拇指或中指指腹揉。

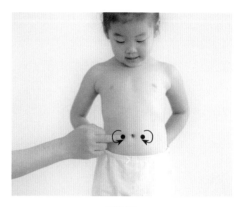

揉天枢

腹泻

由于孩子的脾胃比成年人脆弱很多，一旦吃了太多油腻或者生冷的东西就容易导致腹泻。一般情况下，孩子腹泻时还伴有腹部胀痛、恶心呕吐、发热、食欲不振等。但孩子腹泻也有很多类型，父母可以仔细观察孩子的具体情况来分辨其究竟属于哪一种腹泻，然后采用不同的按摩手法进行有针对性的按摩。

腹泻的基本按摩手法

看按摩手法讲解

补脾经 300次

准确定位 脾经在拇指桡侧缘以及拇指末节指腹。

按摩手法 循拇指桡侧缘由指尖向指根方向直推。

作用功效 健脾胃，补气血，化痰。

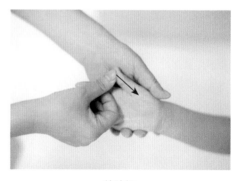

补脾经

推三关 300次

准确定位 三关在前臂桡侧，自腕横纹至肘横纹成一直线。

按摩手法 用拇指桡侧或食、中二指指面自腕横纹推向肘横纹。

作用功效 温阳散寒，发汗解表。

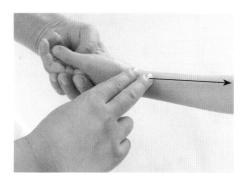

推三关

揉天枢 2分钟

准确定位 天枢在肚脐外侧旁开2寸的位置。

按摩手法 用拇指或中指指腹揉。

作用功效 理气消滞，调理大肠。

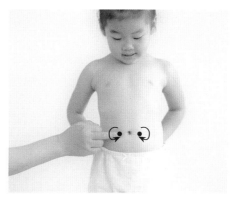

揉天枢

摩腹 4分钟

准确定位 腹部指脐周大腹部。

按摩手法 用手掌或四指先顺时针摩腹再逆时针摩腹。

作用功效 调节五脏六腑，促进消化吸收，调节二便。

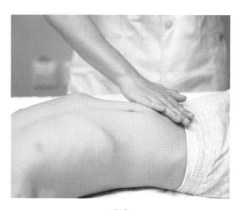

摩腹

湿热泻型腹泻的按摩手法

表现　湿热腹泻最大的特征是一感到腹痛就要立即排泄，并伴有身热、肛门灼热、口渴、尿少色黄、苔黄腻等。

操作　基本手法加清胃经300次，清脾经200次，揉龟尾3分钟。

清胃经　300次

胃经在大鱼际桡侧赤白肉际处。一手持小儿手，另一手用拇指指腹从掌根推到拇指指根。

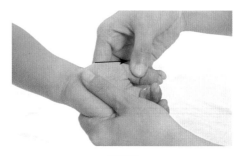

清胃经

清脾经　200次

脾经位于拇指桡侧缘以及拇指末节指腹。循小儿拇指桡侧缘由指根往指尖方向直推。

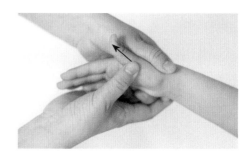

清脾经

揉龟尾　3分钟

龟尾位于尾椎骨端。用拇指或中指指端揉。

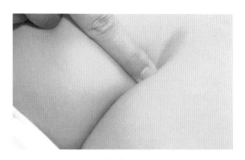

揉龟尾

寒湿泻型腹泻的按摩手法

表现 孩子腹泻时大便清稀多沫且色淡不臭，小便色清伴有肠鸣腹痛、面色淡白、舌苔白腻。

操作 基本手法加揉外劳宫1分钟，补大肠经1分钟，揉足三里1分钟。

揉外劳宫 1分钟

外劳宫在手背第3、4掌骨中点。一手持小儿手，另一手用拇指指腹顺时针按揉。

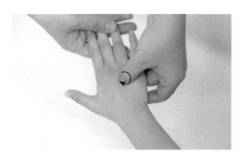

揉外劳宫

补大肠经 1分钟

大肠经在食指桡侧面，自指尖至虎口成一直线。一手持小儿手，另一手拇指从指尖推向虎口。

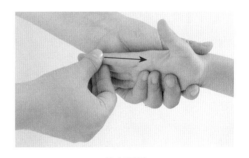

补大肠经

揉足三里 1分钟

足三里在外膝眼下3寸（孩子4个横指的宽度），距胫骨前缘1横指处。用拇指指端顺时针揉。

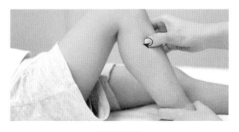

揉足三里

脾虚泻型腹泻的按摩手法

表现　脾虚泻属于比较容易反复发作，一般伴面色苍白、食欲不振、大便稀且带有食物残渣等。

操作　基本按摩手法加揉板门100次，揉足三里1分钟，捏脊5次。

揉板门　100次

板门在手掌大鱼际的平面。用拇指指腹顺时针揉大鱼际平面的中点。

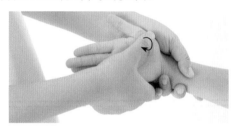

揉板门

揉足三里　1分钟

足三里在外膝眼下3寸（孩子4个横指的宽度），距胫骨前缘1横指处。用拇指指端顺时针揉。

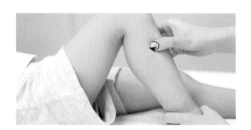

揉足三里

捏脊　5次

脊柱在腰脊部正中间，从颈部大椎到腰骶部长强的连线。用拇指和食指，两手交替，沿脊柱两侧从长强穴起往上边推边捏边放，一直捏到大椎穴，捏脊一般捏3~5遍，最后一遍使用捏3提1法（每捏3下将背部皮肤提1下，称为捏3提1法）。

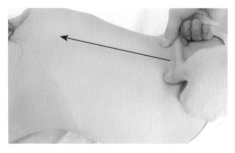

捏脊

伤食泻型腹泻的按摩手法

`表现` 腹泻，腹痛胀满，大便量多酸臭，口臭或伴有呕吐酸馊、舌苔垢腻等。
`操作` 基本按摩手法加运内八卦50次，清大肠经300次，揉板门100次，揉中脘3分钟，揉足三里1分钟。

运内八卦　50次

内八卦在手掌面，以掌心为圆心，圆心至中指指根横纹的2/3为半径所作圆周。拇指指腹用运法，顺时针按摩。

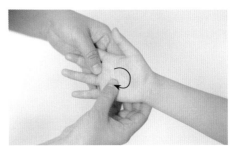

运内八卦

清大肠经　300次

大肠经在食指桡侧面，自指尖至虎口成一直线。一手持小儿手，另一手拇指指腹从虎口推向指尖。

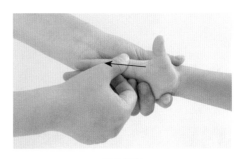

清大肠经

揉板门　100次

板门在手掌大鱼际的平面。用拇指指腹顺时针揉大鱼际平面的中点。

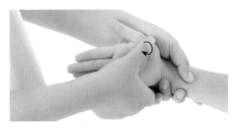

揉板门

揉中脘　3分钟

中脘在肚脐上方4寸，剑突与肚脐连线的中点处。用拇指或中指指腹，或掌根顺时针按揉。

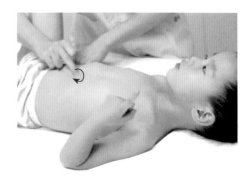

揉中脘

揉足三里　1分钟

足三里在外膝眼下3寸（孩子4个横指的宽度），距胫骨前缘1横指处。用拇指指端顺时针揉。

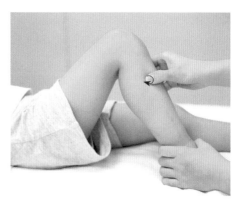

揉足三里

小方小法

方法1 取独头蒜1头，生姜3片，共捣烂敷于脐上，用胶布固定，每晚调换。

方法2 取艾叶、柿蒂、石榴树叶各15克，干姜10克，将所有药材研粉、炒热，用布包后敷于脐部。

便秘

一般情况下，孩子便秘大多和营养不均衡、饮食及作息时间不规律等因素有关。具体来说，大肠功能失常会导致粪便在肠道停留时间较长，水分被大肠吸收，粪便就会变得干燥，不易排泄，所以便秘的同时还会腹胀。父母们发现孩子很久没有排便或者久便不畅时，在注意孩子饮食及作息时间的基础上，可以给孩子做做有利于调理大肠功能的按摩。

小儿便秘的基本按摩手法

看按摩手法讲解

揉中脘 1分钟

准确定位　中脘在肚脐上方4寸，剑突与肚脐连线的中点处。

按摩手法　用拇指或中指指腹，或掌根顺时针按揉。

作用功效　健脾和胃，消食和中。

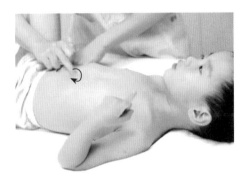

揉中脘

揉天枢 2分钟

准确定位　天枢在肚脐外侧旁开2寸的位置。

按摩手法　用拇指或中指指腹揉。

作用功效　理气消滞，调理大肠。

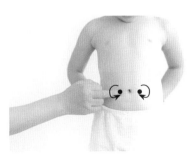

揉天枢

揉脾俞 1分钟

准确定位 脾俞在后正中线上，第11胸椎棘突下旁开1.5寸处。

按摩手法 用两手拇指或食、中二指的指端揉。

作用功效 健脾和胃，消食祛湿。

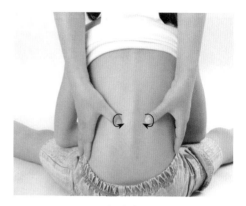

揉脾俞

揉大肠俞 1分钟

准确定位 大肠俞在后正中线上，第4腰椎棘突下旁开1.5寸处。

按摩手法 用两手拇指或食、中二指的指端揉。

作用功效 调肠通腑，止泻通便。

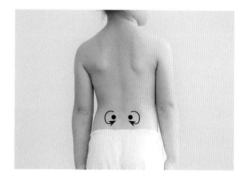

揉大肠俞

揉足三里 3分钟

准确定位 足三里在外膝眼下3寸（孩子4个横指的宽度），距胫骨前缘1横指处。

按摩手法 用拇指指端顺时针揉。

作用功效 健脾和胃，强身健体。

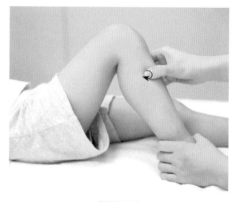

揉足三里

虚秘型便秘的按摩手法

表现 便秘伴排便无力、神疲乏力、面色苍白、唇色暗淡等。

操作 基本手法加补脾经300次，补肾经300次，捏脊5次。

补脾经 300次

脾经在拇指桡侧缘以及拇指末节指腹。循拇指桡侧缘由指尖向指根方向直推。

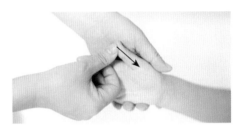

补脾经

补肾经 300次

肾经位于小指指腹。一手持小儿手，另一手拇指指腹顺时针旋推小指末节指腹。

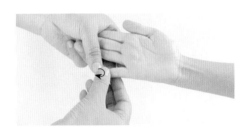

补肾经

捏脊 5次

脊柱在腰脊部正中间，从颈部大椎到腰骶部长强的连线。用拇指和食指，两手交替，沿脊柱两侧从长强穴起往上边推边捏边放，一直捏到大椎穴，捏脊一般捏3~5遍，最后一遍使用捏3提1法（每捏3下将背部皮肤提1下，称为捏3提1法）。

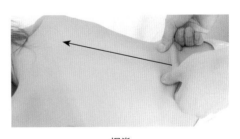

捏脊

实秘型便秘的按摩手法

表现 便秘，大便干燥，口干口臭，面红身热，小便黄少，舌红苔黄。

操作 基本手法加清大肠经300次，推三关300次，退六腑300次。

清大肠经 300次

大肠经在食指桡侧面，自指尖至虎口成一直线。一手持小儿手，另一手拇指指腹从虎口推向指尖。

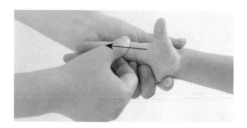

清大肠经

推三关 300次

三关在前臂桡侧，自腕横纹至肘横纹成一直线。用拇指桡侧或食、中二指指腹自腕横纹推向肘横纹。

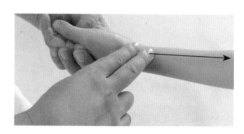

推三关

退六腑 300次

六腑在前臂尺侧，自肘尖至腕横纹尺侧成一直线。用食、中二指指腹自肘横纹推至腕横纹。

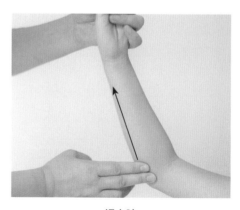

退六腑

遗尿

一般情况下，孩子5岁之前由于睡前喝水较多或者精神过度紧张偶尔尿床不能算是病症，但如果5岁以后还是经常在入睡后尿床，就可能和先天肾气不足有关。理论上来说，较轻的孩子一般隔几夜会遗尿一次，严重的可每夜遗尿多次。长期遗尿的孩子很容易精神不振、智力减退、饮食无味等，所以父母一旦发觉孩子遗尿，就要采用以下按摩手法来给孩子补补肾气了。

小儿遗尿的基本按摩手法

看按摩手法讲解

揉百会　3分钟

准确定位　百会在头顶正中线与两耳尖连线的交会处，后发际正中直上7寸。

按摩手法　用双手拇指指腹按揉，也可用掌心揉。

作用功效　安神镇惊，升阳举陷。

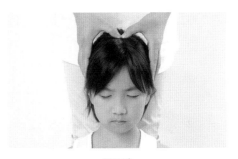

揉百会

揉气海　5分钟

准确定位　气海在腹部前正中线上，脐下1.5寸处。

按摩手法　用拇指或中指指腹顺时针揉。

作用功效　益气助阳，强壮体质。

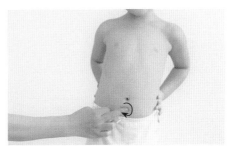

揉气海

揉关元　5分钟

准确定位　关元在前正中线上，脐下3寸。

按摩手法　用食、中二指或中指指腹按揉。

作用功效　培补元气，导赤通淋。

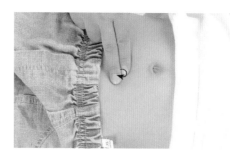

揉关元

推上七节骨　300次

准确定位　七节骨是命门至尾骨端的一条直线。

按摩手法　用食、中二指指腹从下往上推。

作用功效　温阳止泻。

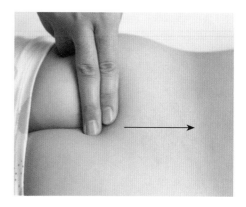

推上七节骨

揉太溪　1分钟

准确定位　太溪位于足内侧，内踝与脚跟骨筋腱之间的凹陷处。

按摩手法　用拇指指腹揉。

作用功效　清热、生气。

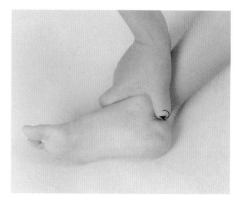

揉太溪

揉三阴交 1分钟

准确定位 三阴交位于在内踝尖直上3寸，胫骨后缘处。

按摩手法 用拇指指端揉。

作用功效 通血脉，活经络，利湿热。

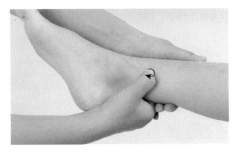

揉三阴交

肝脏湿热型遗尿的按摩手法

表现 此类型遗尿的孩子伴有尿色黄、尿频而短涩、面色红赤、性情急躁等。

操作 基本手法加清肝经300次，清小肠经300次，清天河水300次，揉心俞、肝俞各1分钟。

清肝经 300次

肝经在食指指腹。一手持小儿手，另一手用拇指指腹从小儿食指指根推向指尖。

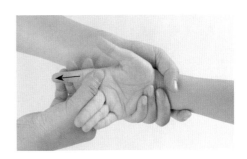

清肝经

清小肠经 300次

小肠经在小指尺侧。一手持小儿手，另一手拇指自小指指根推向指尖。

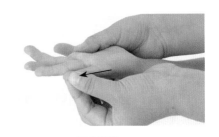

清小肠经

清天河水 300次

天河水在前臂内侧正中，自腕横纹至肘横纹成一直线。一手持小儿手，另一手食、中二指指腹自腕横纹推向肘横纹。

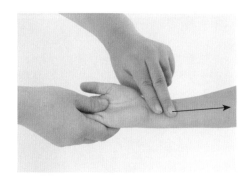

清天河水

揉心俞、肝俞 各1分钟

心俞在后正中线上，第5胸椎棘突下旁开1.5寸处；肝俞在后正中线上，第9胸椎棘突下旁开1.5寸处。用双手拇指指腹揉。

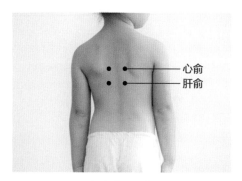

心俞
肝俞

揉心俞、肝俞

肾虚型遗尿的按摩手法

表现 遗尿伴表情呆板、反应迟钝、肢体怕寒、腰腿软弱无力、小便色清量多。

操作 基本手法加补肾经300次，揉肾俞、命门各1分钟。

补肾经 300次

肾经位于小指指腹。一手持小儿手，另一手拇指指腹顺时针旋推小指末节指腹。

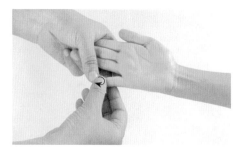

补肾经

揉肾俞、命门 各1分钟

肾俞在后正中线上，第2腰椎棘突下旁开1.5寸；命门位于腰部，在后正中线上，第2腰椎棘突下凹陷中。用拇指指腹按揉。

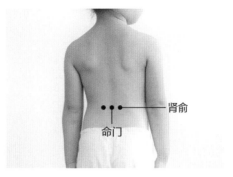

揉肾俞、命门

脾肺气虚型遗尿的按摩手法

表现 遗尿伴精神疲倦、形体消瘦、大便清稀、食欲不振等。
操作 基本手法加补脾经300次，补肺经100次，推三关300次，揉脾俞、肾俞各1分钟。

补脾经 300次

脾经在拇指桡侧缘以及拇指末节指腹。循拇指桡侧缘由指尖向指根方向直推。

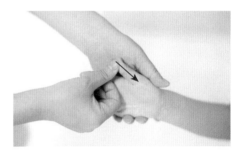

补脾经

补肺经 100次

肺经位于无名指指腹。旋推无名指末节指腹。

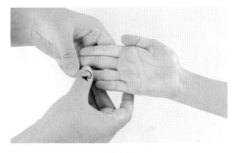

补肺经

推三关 300次

三关在前臂桡侧，自腕横纹至肘横纹成一直线。用拇指桡侧或食、中二指指腹自腕横纹推向肘横纹。

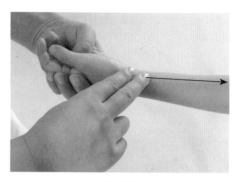

推三关

揉脾俞、肾俞 各1分钟

脾俞在后正中线上，第11胸椎棘突下旁开1.5寸；肾俞在后正中线上，第2腰椎棘突下旁开1.5寸。用双手拇指指腹揉。

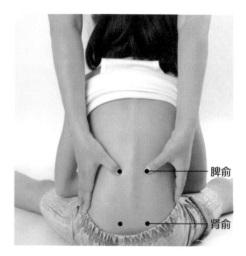

脾俞

肾俞

揉脾俞、肾俞

咳嗽

　　中医认为，风、寒、暑、湿、燥等外邪侵袭人体，就会引起人体肺、脾、肾三内脏功能失调，成年人都不容易避开，更何况是身体比较薄弱的孩子。如果不及时治疗咳嗽就会引发其他疾病，所以，一旦孩子开始鼻塞、发热、干咳少痰或咳嗽痰多、精神萎靡等，父母不要盲目地给孩子吃药，最好能给孩子做做更加安全的、有利于缓解咳嗽的按摩，往往会事半功倍。

小儿咳嗽的基本按摩手法

揉天突　1分钟

准确定位　天突在胸骨的切迹上缘凹陷正中，即喉头下面正中间凹下去的部位。

按摩手法　用中指或食指的指腹顺时针按揉。

作用功效　理气化痰，止咳平喘。

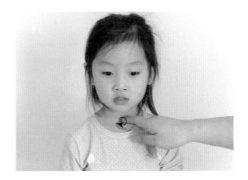

揉天突

揉膻中　100次

准确定位　膻中在前正中线上，两乳头连线的中点。

按摩手法　用拇指或中指指腹顺时针按揉。

作用功效　宽胸理气，化痰止咳。

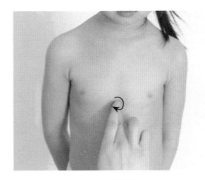

揉膻中

揉肺俞　5分钟

准确定位　肺俞在后正中线上，第3胸椎棘突下旁开1.5寸处。

按摩手法　用双拇指或食、中二指按揉。

作用功效　调补肺气，止咳化痰。

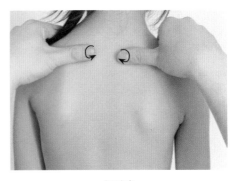

揉肺俞

揉足三里　3分钟

准确定位　足三里在外膝眼下3寸（孩子4个横指的宽度），距胫骨前缘1横指处。

按摩手法　用拇指指端顺时针揉。

作用功效　健脾和胃，强身健体。

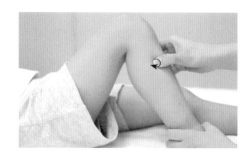

揉足三里

揉丰隆　1分钟

准确定位　丰隆在外踝尖上8寸，胫骨外侧1.5寸处。

按摩手法　用拇指指端稍用力揉。

作用功效　化痰平喘，和胃气。

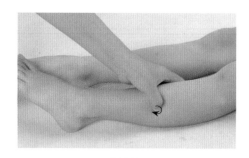

揉丰隆

风热型咳嗽的按摩手法

表现　咳嗽伴嗓子疼、痰黄、发热、出汗、舌苔薄黄。

操作　基本手法加清肺经300次，退六腑300次，揉大椎1分钟，按肩井1分钟。

清肺经　300次

肺经位于无名指指腹。沿整个无名指掌面自指根推向指尖。

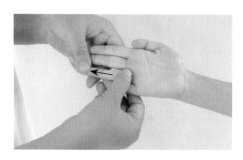

清肺经

退六腑 300次

六腑在前臂尺侧，自肘尖至腕横纹
尺侧成一直线。用食、中二指指腹
自肘横纹推至腕横纹。

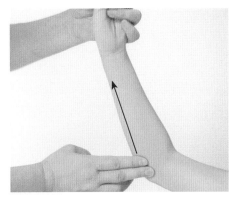

退六腑

揉大椎 1分钟

大椎在后正中线上，第7颈椎棘突下
凹陷中。用拇指或中指按揉。

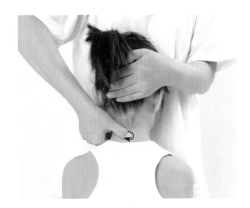

揉大椎

按肩井 1分钟

肩井在大椎穴与肩峰连线中点，肩
部最高处。用双手中指或拇指指腹
稍用力往下按。

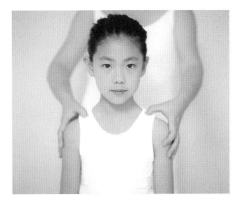

按肩井

风寒型咳嗽的按摩手法

表现 咳嗽伴发热怕冷、无汗、痰稀色白。

操作 基本手法加揉太阳300次，掐揉合谷100次，推三关300次，拿风池100次。

揉太阳 300次

太阳在眉毛末梢与外眼角延长线的
交点处。用双手拇指指腹按揉。

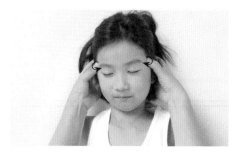

揉太阳

掐揉合谷 100次

合谷在虎口上，第1、2掌骨间凹陷
处。用拇指指端掐揉。

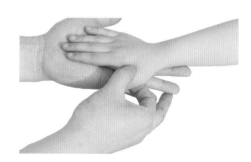

掐揉合谷

推三关 300次

三关在前臂桡侧，自腕横纹至肘横
纹成一直线。用拇指桡侧或食、中
二指指腹自腕横纹推向肘横纹。

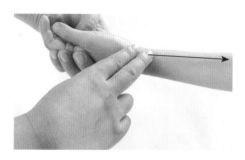

推三关

拿风池 100次

风池在头额后面大筋的两旁与耳垂平行处。用拇指和食指指腹相对用力提拿。

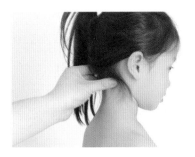

拿风池

干咳型咳嗽的按摩手法

表现 孩子干咳少痰。

操作 基本手法加揉内劳宫1分钟，揉肾俞1分钟，推涌泉1分钟。

揉内劳宫 1分钟

内劳宫在手掌心，第2、3掌骨之间。一手持小儿手，另一手用拇指指腹按揉。

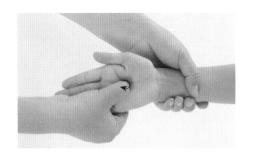

揉内劳宫

揉肾俞 1分钟

肾俞在后正中线上，第2腰椎棘突下旁开1.5寸。用双手拇指指腹揉。

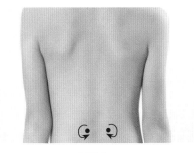

揉肾俞

推涌泉　1分钟

涌泉在脚底部，位于脚掌前1/3与后2/3的交界处。用拇指从涌泉穴向脚趾方向推。

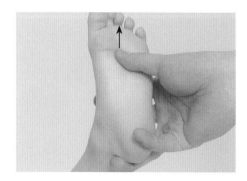

推涌泉

痰多型咳嗽的按摩手法

表现　孩子咳嗽伴痰白且量多。

操作　基本按摩手法加补脾经300次，运内八卦100次，掐揉四横纹3次。

补脾经　300次

脾经在拇指桡侧缘以及拇指末节指腹。循拇指桡侧缘由指尖向指根方向直推。

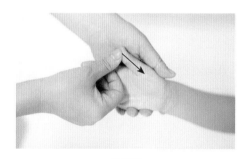

补脾经

运内八卦　100次

内八卦在手掌面，以掌心为圆心，圆心至中指指根横纹的2/3为半径所作圆周。拇指指腹用运法，顺时针按摩。

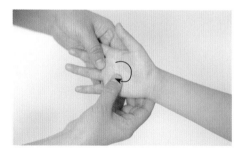

运内八卦

掐揉四横纹 3次

四横纹在掌面四指第1指间关节横纹处。一手固定孩子手，使孩子四指并拢，另一手拇指自食指横纹至小指横纹先掐后揉。

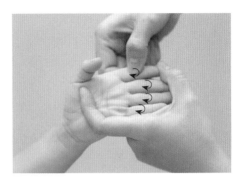

掐揉四横纹

哮喘

哮喘是一年四季都有可能出现的疾病，寒冷季节气候急剧变化时发病更多，轻者打喷嚏流鼻涕，然后开始呼吸不畅；严重的可出现不能平躺、大汗淋漓、四肢发凉，甚至危及生命。先天性哮喘的孩子一旦发现就要尽快治疗，因为年龄越小，治愈的机会就越大。发现孩子有哮喘的特征后，除了进行必要的专业治疗外，配合一些按摩手法可以更有效、更安全地帮助孩子缓解不适。

小儿哮喘的基本按摩手法

看按摩手法讲解

揉大椎 1分钟

准确定位 大椎在后正中线上，第7颈椎棘突下凹陷中。

按摩手法 用拇指或中指按揉。

作用功效 清热解表。

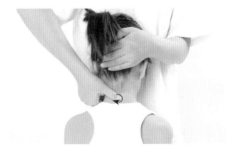

揉大椎

揉肺俞　2分钟

准确定位　肺俞在后正中线上，第3胸椎棘突下旁开1.5寸处。

按摩手法　用双拇指或食、中二指按揉。

作用功效　调补肺气，止咳化痰。

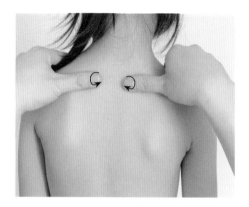

揉肺俞

拿肩井　10次

准确定位　肩井在大椎穴与肩峰连线中点，肩部最高处。

按摩手法　用拇指、食指和中指共同用力提拿。

作用功效　疏导水液，宣通气血。

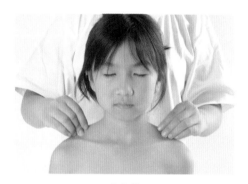

拿肩井

揉天突　1分钟

准确定位　天突在胸骨的切迹上缘凹陷正中，即喉头下面正中间凹下去的部位。

按摩手法　用中指或食指的指腹顺时针按揉。

作用功效　理气化痰，止咳平喘。

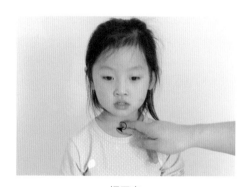

揉天突

揉膻中 100次

准确定位 膻中在前正中线上，两乳头连线的中点。

按摩手法 用拇指或中指指腹顺时针按揉。

作用功效 宽胸理气，化痰止咳。

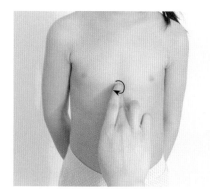

揉膻中

热喘型哮喘的按摩手法

表现 除了喉咙中有呜呜的声音外，还咳黄稠痰、小便发黄、便秘、发热面红、舌红苔黄、喜欢喝冷饮等症状。

操作 基本手法加清大肠经300次，退六腑300次，揉丰隆2分钟。

清大肠经 300次

大肠经在食指桡侧面，自指尖至虎口成一直线。一手持小儿手，另一手拇指指腹从虎口推向指尖。

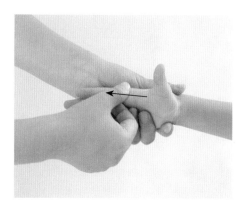

清大肠经

退六腑 300次

六腑在前臂尺侧，自肘尖至腕横纹尺侧成一直线。用食、中二指指腹自肘横纹推至腕横纹。

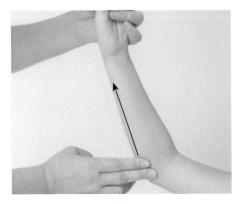

退六腑

揉丰隆 2分钟

丰隆在外踝尖上8寸，胫骨前缘外侧1.5寸处。用拇指指端稍用力揉。

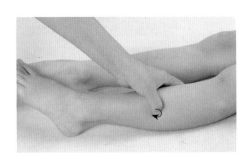

揉丰隆

寒喘型哮喘的按摩手法

表现 孩子除了有哮鸣声外，还咳稀白痰，面色苍白，小便颜色清，怕冷，喜欢喝热饮等。

操作 基本手法加推三关300次，掐揉合谷1分钟，揉曲池1分钟。

推三关 300次

三关在前臂桡侧，自腕横纹至肘横纹成一直线。用拇指桡侧或食、中二指指腹自腕横纹推向肘横纹。

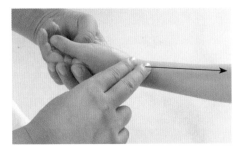

推三关

掐揉合谷 1分钟

合谷在虎口上，第1、2掌骨间凹陷处。用拇指指端掐揉。

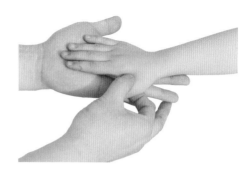

掐揉合谷

揉曲池 1分钟

曲池在肘窝桡侧横纹头至弘骨外上髁中点。用拇指指端顺时针揉。

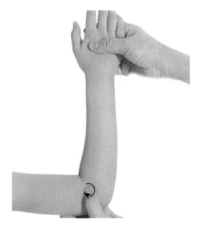

揉曲池

虚喘型哮喘的按摩手法

表现　虚喘型的孩子哮喘容易反复发作，一旦活动症状会加重。一般咳痰无力，气短声低，口唇发紫等。

操作　基本手法加补脾经300次，补肾经300次，按揉关元1分钟，揉三阴交1分钟，揉脾俞、肾俞各2分钟。

补脾经 300次

脾经在拇指桡侧缘以及拇指末节指
腹。循拇指桡侧缘由指尖向指根方
向直推。

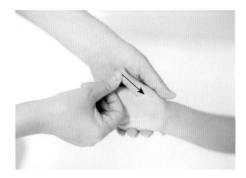

补脾经

补肾经 300次

肾经位于小指指腹。一手持小儿
手，另一手拇指指腹顺时针旋推小
指末节指腹。

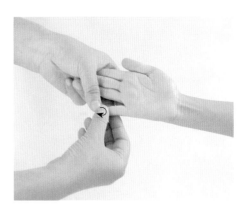

补肾经

揉关元 1分钟

关元在前正中线上，脐下3寸。用
食、中二指或中指指腹按揉。

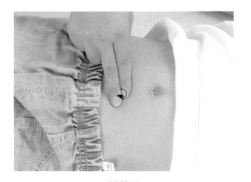

揉关元

揉三阴交 1分钟

三阴交在内踝尖直上3寸，胫骨后缘处。用拇指指端揉。

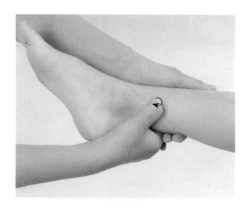

揉三阴交

揉脾俞、肾俞 各2分钟

脾俞在后正中线上，第11胸椎棘突下旁开1.5寸；肾俞在后正中线上，第2腰椎棘突下旁开1.5寸。用双手拇指指端揉。

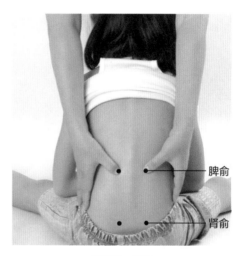

脾俞

肾俞

揉脾俞、肾俞

小方小法

麻黄、干姜、肉桂各3克，细辛1.5克，生天南星2克，共研成细末，装入瓶中，每晚取2克，稍加食醋调成糊状，贴在双脚涌泉穴，外面用纱布固定，第二天早晨取下。

咽炎

咽炎并不是什么非常严重的疾病，却非常不舒服，年幼的孩子无法直接表达出来这种不舒服，若父母照顾得不够仔细，就很可能延误了咽炎的治疗而令病情加重。如果发觉孩子最近经常哭闹且声音嘶哑，口水比以前流得多，张开嘴后咽部充血红肿的话，就很可能是得了咽炎，要尽快治疗，同时最好给孩子做做相应的按摩，改善症状。

小儿咽炎的基本按摩手法

揉天突　1分钟

准确定位　天突在胸骨的切迹上缘凹陷正中，即喉头下面正中间凹下去的部位。

按摩手法　用中指或食指的指腹顺时针按揉。

作用功效　理气化痰，止咳平喘。

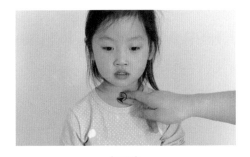

揉天突

掐按风府　1分钟

准确定位　风府在颈部，后发际正中直上1寸。

按摩手法　用食指或拇指指端掐按。

作用功效　散热吸湿。

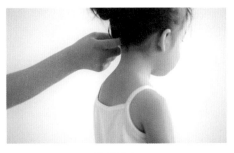

掐按风府

按肩井 1分钟

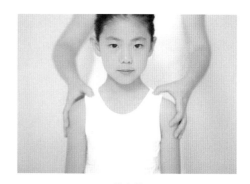

按肩井

准确定位 肩井在大椎穴与肩峰连线中点，肩部最高处。

按摩手法 用双手中指或拇指指腹稍用力按压。

作用功效 疏导水液，宣通气血。

掐揉合谷 1分钟

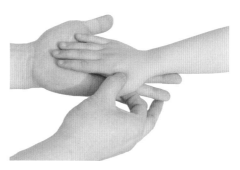

掐揉合谷

准确定位 合谷在虎口上，第1、2掌骨间凹陷处。

按摩手法 用拇指指端掐揉。

作用功效 镇静止痛，通经活络。

揉曲池 1分钟

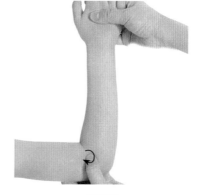

揉曲池

准确定位 曲池在肘窝桡侧横纹头至弘骨外上髁中点。

按摩手法 用拇指指端顺时针揉。

作用功效 疏风清热，调和营卫。

肺胃热盛型咽炎的按摩手法

表现 孩子吞咽食物时比较困难，高热，眼部红肿热痛，咳嗽，想喝水，咳黄稠痰，小便黄，大便秘结，舌红苔黄等。

操作 基本手法加清大肠经300次，退六腑300次，清天河水300次，揉大椎1分钟，推下七节骨200次，推涌泉1分钟。

清大肠经　300次

大肠经在食指桡侧面，自指尖至虎口成一直线。一手持小儿手，另一手拇指指腹从虎口推向指尖。

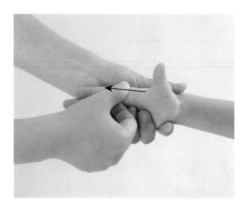

清大肠经

退六腑　300次

六腑在前臂尺侧，自肘尖至腕横纹尺侧成一直线。用食、中二指指腹自肘横纹推至腕横纹。

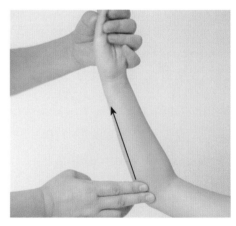

退六腑

清天河水　300次

天河水在前臂内侧正中，自腕横纹至肘横纹成一直线。一手持小儿手，另一手食、中二指指腹自腕横纹推向肘横纹。

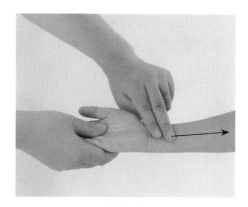

清天河水

揉大椎　1分钟

大椎在后正中线上，第7颈椎棘突下凹陷中。用拇指或中指按揉。

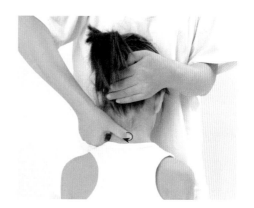

揉大椎

推下七节骨　200次

七节骨是命门至尾骨端的一条直线。用食、中二指指腹从上往下推。

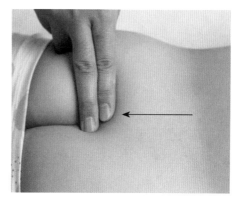

推下七节骨

推涌泉　1分钟

涌泉在脚底部，位于脚掌前1/3与后2/3的交界处。用拇指从涌泉穴向脚趾方向推。

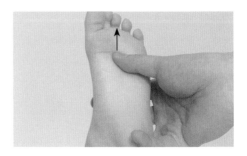

推涌泉

风热型咽炎的按摩手法

表现　孩子有嗓子痛，咽喉干涩，偶尔咳嗽，痰黏难咳等症状。

操作　基本手法加清肺经300次，清天河水300次，推涌泉1分钟。

清肺经　300次

肺经位于无名指指腹。沿整无名指掌面自指根推向指尖。

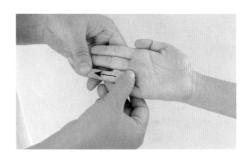

清肺经

清天河水　300次

天河水在前臂内侧正中，自腕横纹至肘横纹成一直线。一手持小儿手，另一手食、中二指指腹自腕横纹推向肘横纹。

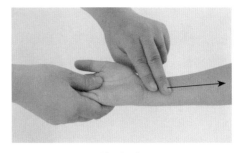

清天河水

推涌泉　1分钟

涌泉在脚底部，位于脚掌前1/3与后2/3的交界处。用拇指从涌泉穴向脚趾方向推。

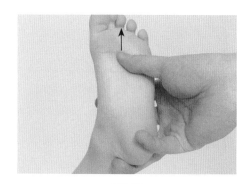

推涌泉

肺肾阴虚型咽炎的按摩手法

表现　咽部灼热发痒、微痛，咳嗽，咳痰量少，气短乏力，严重者会出现耳鸣等。

操作　基本手法加揉膻中100次，揉肺俞、肾俞各1分钟，揉涌泉3分钟。

揉膻中　100次

膻中在前正中线上，两乳头连线的中点。用拇指或中指指腹顺时针按揉。

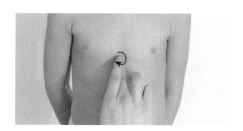

揉膻中

揉肺俞、肾俞　各1分钟

肺俞在后正中线上，第3胸椎棘突下旁开1.5寸处；肾俞在后正中线上，第2腰椎棘突下旁开1.5寸。用双手拇指指腹揉。

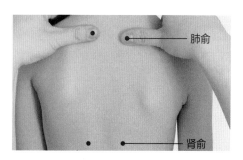

肺俞

肾俞

揉肺俞、肾俞

揉涌泉　3分钟

涌泉在脚底部，位于脚掌前1/3与后2/3的交界处。用拇指指腹顺时针揉。

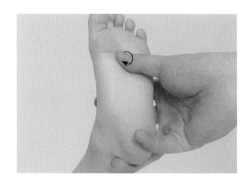

揉涌泉

扁桃体炎

孩子身体抵抗力较弱，所以病菌更易侵入扁桃体从而引发炎症。很多人认为扁桃体容易发炎的孩子，只要做扁桃体切除手术就可以了，其实，扁桃体是人体一道重要的防护墙，它能够抵抗侵入人体的病菌，起到保护作用。父母可以经常给孩子做做按摩来防止或者治疗扁桃体发炎，尽量不要切除扁桃体。

小儿扁桃体炎的基本按摩手法

看按摩手法讲解

清肺经　300次

准确定位　肺经位于无名指指腹。
按摩手法　沿整个无名指掌面自指根推向指尖。
作用功效　宣肺清热，化痰止咳。

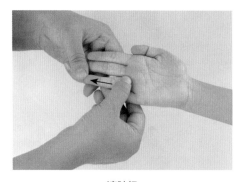

清肺经

清天河水 300次

准确定位 天河水在前臂内侧正中，自腕横纹至肘横纹成一直线。

按摩手法 一手持小儿手，另一手食、中二指指腹自腕横纹推向肘横纹。

作用功效 清热解表，泻火除烦。

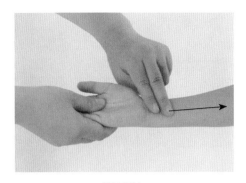

清天河水

掐揉合谷 2分钟

准确定位 合谷在虎口上，第1、2掌骨间凹陷处。

按摩手法 用拇指指端掐揉。

作用功效 镇静止痛，通经活络。

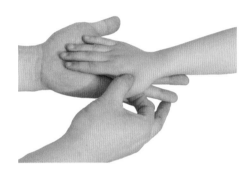

掐揉合谷

揉板门 3分钟

准确定位 板门在手掌大鱼际的平面。

按摩手法 用拇指指腹顺时针揉大鱼际平面的中点。

作用功效 健脾和胃，消食止吐。

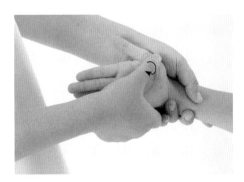

揉板门

揉太溪 1分钟

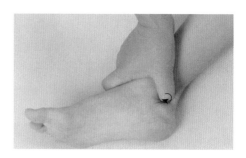

揉太溪

准确定位 太溪位于足内侧，内踝与脚跟骨筋腱之间的凹陷处。
按摩手法 用拇指指腹揉。
作用功效 清热、生气。

肺胃热型扁桃体炎的按摩手法

表现 孩子口渴高热，嗓子疼，咳痰黄稠，口臭便秘，舌红苔黄。
操作 基本手法加揉大椎1分钟，清大肠经100次，退六腑300次，清小肠经200次，推下七节骨300次，推涌泉1分钟。

揉大椎 1分钟

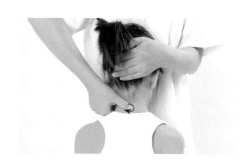

揉大椎

大椎在后正中线上，第7颈椎棘突下凹陷中。用拇指或中指按揉。

清大肠经 100次

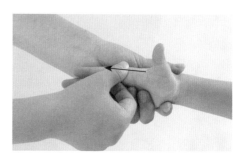

清大肠经

大肠经在食指桡侧面，自指尖至虎口成一直线。一手持小儿手，另一手拇指指腹从虎口推向指尖。

退六腑 300次

六腑在前臂尺侧，自肘尖至腕横纹
尺侧成一直线。用食、中二指指腹
自肘横纹推至腕横纹。

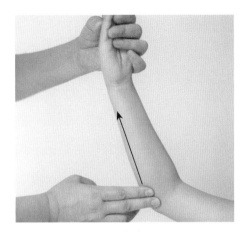

退六腑

清小肠经 200次

小肠经在小指尺侧。一手持小儿
手，另一手拇指自小指指根推向
指尖。

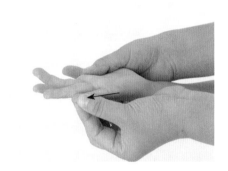

清小肠经

推下七节骨 300次

七节骨是命门至尾骨端的一条直
线。用食、中二指指腹从上往下推。

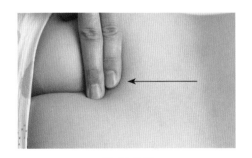

推下七节骨

推涌泉　1分钟

涌泉在脚底部，位于脚掌前1/3与后2/3的交界处。用拇指从涌泉穴脚趾方向推。

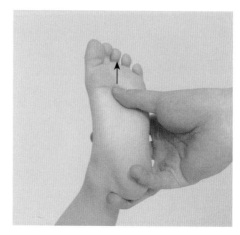

推涌泉

风热侵犯型扁桃体炎的按摩手法

表现　孩子嗓子疼难咽食，发热怕冷，鼻塞，头身疼痛，咳嗽有痰。
操作　基本手法加退六腑300次，揉曲池1分钟，揉大椎1分钟，拿肩井10次。

退六腑　300次

六腑在前臂尺侧，自肘尖至腕横纹尺侧成一直线。用食、中二指指腹自肘横纹推至腕横纹。

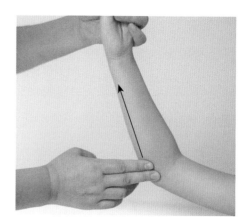

退六腑

揉曲池 1分钟

曲池在肘窝桡侧横纹头至弘骨外上髁中点。用拇指指端顺时针揉。

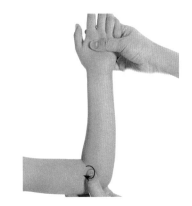

揉曲池

揉大椎 1分钟

大椎在后正中线上，第7颈椎棘突下凹陷中。用拇指或中指按揉。

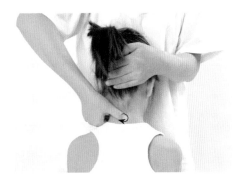

揉大椎

拿肩井 10次

肩井在大椎穴与肩峰连线中点，肩部最高处。用拇指、食指和中指共同用力提拿。

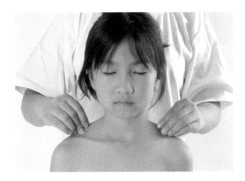

拿肩井

阴虚火旺型扁桃体炎的按摩手法

表现 孩子经常低热，轻微嗓子疼，干咳无痰，舌红苔少等。

操作 基本手法加补肾经300次，揉内劳宫1分钟，揉肺俞1分钟，揉肾俞1分钟，推涌泉1分钟。

补肾经　300次

肾经位于小指指腹，一手持小儿手，另一手拇指指腹顺时针旋推小指末节指腹。

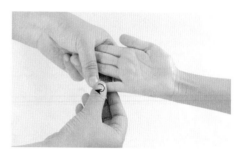

补肾经

揉内劳宫　1分钟

内劳宫在手掌心，第2、3掌骨之间。一手持小儿手，另一手用拇指指腹按揉。

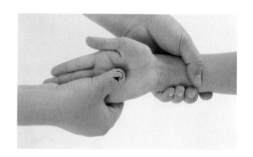

揉内劳宫

揉肺俞　1分钟

肺俞在后正中线上，第3胸椎棘突下旁开1.5寸处。用双手拇指或食、中二指按揉。

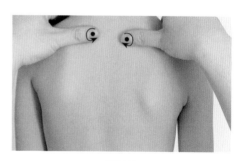

揉肺俞

揉肾俞　1分钟

肾俞在后正中线上，第2腰椎棘突下旁开1.5寸。用双手拇指指腹揉。

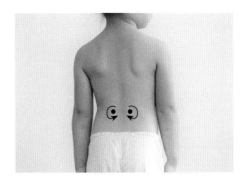

揉肾俞

推涌泉　1分钟

涌泉在脚底部，位于脚掌前1/3与后2/3的交界处。用拇指从涌泉穴往脚趾方向推。

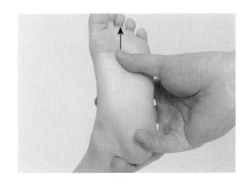

推涌泉

腮腺炎

如果孩子发热头疼、全身不舒服、腮帮子肿得很厉害，那就很可能是得了流行性腮腺炎（痄腮）。5～15岁的孩子最容易得腮腺炎，一般1～2周就会好，但生病期间孩子嗓子痛并且不想吃东西，父母看了肯定心疼，给孩子做做相应的按摩，就会加速病情康复。

小儿腮腺炎的基本按摩手法

看按摩手法讲解

拿风池　1分钟

准确定位　风池在头额后面大筋的两旁与耳垂平行处。

按摩手法　用拇指和食指指腹相对用力提拿。

作用功效　祛风解毒，醒脑开窍。

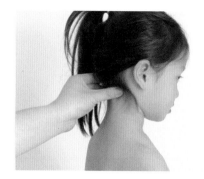

拿风池

揉翳风　1分钟

准确定位　翳风在耳根部，颞骨乳突与下颌骨下颌支后缘间凹陷处。

按摩手法　用拇指或中指指腹按揉。

作用功效　益气补阳，聪耳通窍。

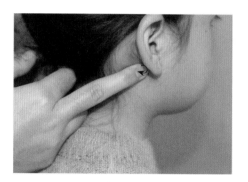

揉翳风

揉外关　1分钟

准确定位　外关在腕背横纹上2寸，尺骨与桡骨之间凹陷中。

按摩手法　一手固定小儿手部，另一手用拇指指腹按揉。

作用功效　通经活络，补阳益气。

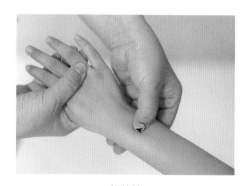

揉外关

掐揉合谷　1分钟

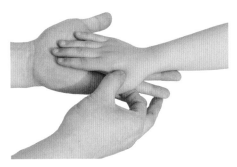

准确定位　合谷在虎口上，第1、2掌骨间凹陷处。

按摩手法　用拇指指端掐揉。

作用功效　镇静止痛，通经活络。

掐揉合谷

食欲不振型腮腺炎的按摩手法

表现　腮腺炎伴高热头痛、食欲不振、烦躁口渴、精神萎靡。

操作　基本手法加退六腑300次，清天河水300次，推脊柱2分钟，揉曲池1分钟，揉足三里3分钟。

退六腑　300次

六腑在前臂尺侧，自肘尖至腕横纹尺侧成一直线。用食、中二指指腹自肘横纹推至腕横纹。

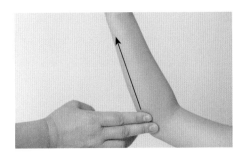

退六腑

清天河水　300次

天河水在前臂内侧正中，自腕横纹至肘横纹成一直线。一手持小儿手，另一手食、中二指指腹自腕横纹推向肘横纹。

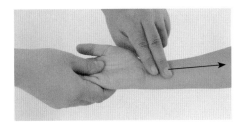

清天河水

推脊柱 2分钟

用掌根从尾椎骨端向上直推脊柱至大椎，以皮肤发红发热为度。

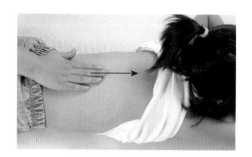

推脊柱

揉曲池 1分钟

曲池在肘窝桡侧横纹头至弘骨外上髁中点。用拇指指端顺时针揉。

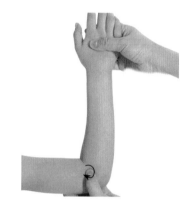

揉曲池

揉足三里 3分钟

足三里在外膝眼下3寸（孩子4个横指的宽度），距胫骨前缘1横指处。用拇指指端顺时针揉。

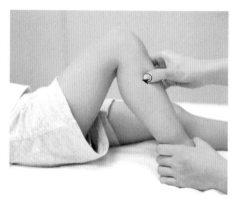

揉足三里

感冒型腮腺炎的按摩手法

表现 腮腺炎伴发热头痛、轻微咳嗽。

操作 基本手法加揉太阳1分钟，掐按风府1分钟，清肺经300次，揉曲池1分钟，拿肩井5次。

揉太阳　1分钟

太阳在眉毛末梢与外眼角延长线的交点处。用双手拇指指腹按揉。

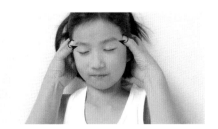

揉太阳

掐按风府　1分钟

风府在颈部，后发际正中直上1寸。用食指或拇指指腹掐按。

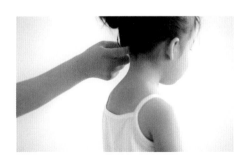

掐按风府

清肺经　300次

肺经位于无名指指腹。沿整个无名指掌面自指根推向指尖。

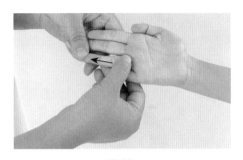

清肺经

揉曲池 1分钟

曲池在肘窝桡侧横纹头至弘骨外上
髁中点。用拇指指端顺时针揉。

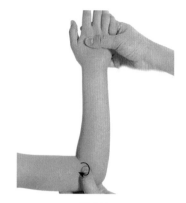

揉曲池

拿肩井 5次

肩井穴在大椎穴与肩峰连线中点，
肩部最高处。用拇指、食指和中指
共同用力提拿。

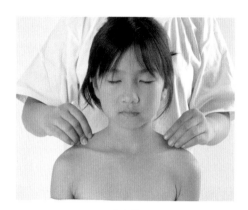

拿肩井

睾丸肿胀型腮腺炎的按摩手法

表现 患此类型腮腺炎的男孩会伴有睾丸一侧或双侧肿胀疼痛。

操作 基本手法加清肝经300次，揉心俞、肝俞各1分钟，揉三阴交1分钟。

清肝经　300次

肝经在食指指腹。一手持小儿手，另一手用拇指指腹从小儿食指指根推向指尖。

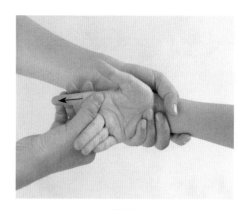

清肝经

揉心俞、肝俞　各1分钟

心俞在后正中线上，第5胸椎棘突下旁开1.5寸处；肝俞在后正中线上，第9胸椎棘突下旁开1.5寸处。用双手拇指指腹揉。

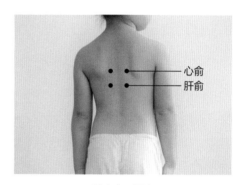

揉心俞、肝俞

揉三阴交　1分钟

三阴交位于内踝尖直上3寸，胫骨后缘处。用拇指指端揉。

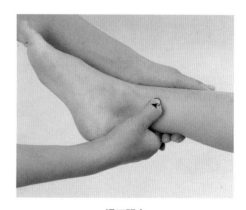

揉三阴交

口疮、鹅口疮

口疮又称口腔溃疡，孩子得口疮主要是因为机体内脾胃积热，虚火上到口腔，最终出现口舌糜烂。孩子得了口疮，一般会两颧发红、轻微口臭、舌红少苔等。口疮一旦发生，孩子肯定苦不堪言。父母们不妨利用按摩来缓解孩子的痛苦。

如果孩子口腔及舌头上布满白屑，就很可能是患了鹅口疮，这跟长期使用抗生素和孩子心脾郁热、脾虚湿盛有关。父母可以用按摩来帮孩子减轻痛苦。

小儿口疮、鹅口疮的基本按摩手法

看按摩手法讲解

补肾经 300次

准确定位 肾经位于小指指腹。

按摩手法 一手持小儿手，另一手拇指指腹顺时针旋推小指末节指腹。

作用功效 补肾益脑，温养下元。

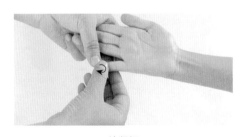

补肾经

清天河水 300次

准确定位 天河水在前臂内侧正中，自腕横纹至肘横纹成一直线。

按摩手法 一手持小儿手，另一手食、中二指指腹自腕横纹推向肘横纹。

作用功效 清热解表，泻火除烦。

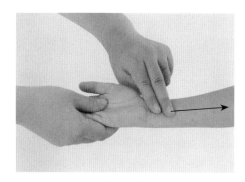

清天河水

清小肠经 300次

准确定位 小肠经在小指尺侧。

按摩手法 一手持小儿手，另一手拇指自小指指根推向指尖。

作用功效 清热利尿，泌别清浊。

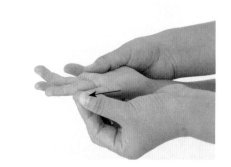

清小肠经

退六腑 300次

准确定位 六腑在前臂尺侧，自肘尖至腕横纹尺侧成一直线。

按摩手法 用食、中二指指腹，自肘横纹推至腕横纹。

作用功效 清热，解毒，凉血。

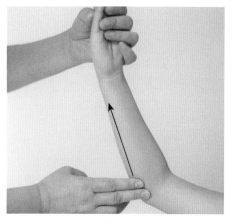

退六腑

揉足三里 3分钟

准确定位 足三里在外膝眼下3寸（孩子4个横指的宽度），距胫骨前缘1横指处。

按摩手法 用拇指指端顺时针揉。

作用功效 健脾和胃，强身健体。

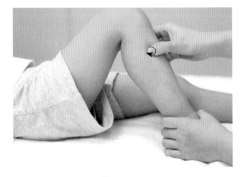

揉足三里

推涌泉 3分钟

准确定位 涌泉在脚底部，位于脚掌前1/3与后2/3的交界处。

按摩手法 用拇指从涌泉穴往脚趾方向推。

作用功效 滋阴降火，引火归元。

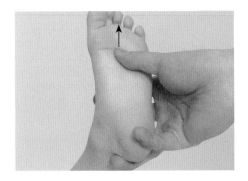

推涌泉

虚火上炎型口疮的按摩手法

表现 口腔溃疡伴两颧发红、身体消瘦、口干、口臭不明显、舌红苔少。

操作 基本手法加揉三阴交1分钟。

揉三阴交 1分钟

三阴交在内踝尖直上3寸，胫骨后缘处。用拇指指端揉。

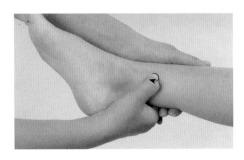

揉三阴交

心脾积热型口疮的按摩手法

表现 口腔溃疡伴便秘、口臭流口水、舌红苔黄。
操作 基本手法加清心经300次，清大肠经100次，推下七节骨200次。

清心经 300次

心经位于中指指腹。一手持小儿手，另一手拇指指腹从中指指根推向指尖。

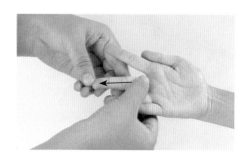

清心经

清大肠经 100次

大肠经在食指桡侧面，自指尖至虎口成一直线。一手持小儿手，另一手拇指指腹从虎口推向指尖。

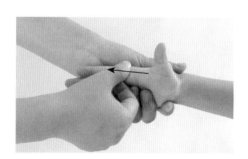

清大肠经

推下七节骨 200次

七节骨是命门至尾骨端的一条直线。用食、中二指指腹从上往下推。

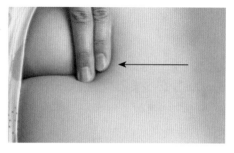

推下七节骨

脾虚湿盛型鹅口疮的按摩手法

表现 鹅口疮伴嘴边有白屑，周围红晕色淡、身体消瘦、手脚冰凉、面色苍白。

操作 基本手法加补脾经300次，揉板门50次，揉中脘3分钟，揉脾俞、胃俞各1分钟，揉足三里1分钟。

补脾经 300次

脾经在拇指桡侧缘以及拇指末节指腹。循拇指桡侧缘由指尖向指根方向直推。

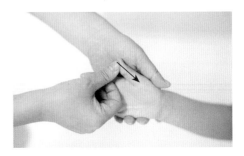

补脾经

揉板门 50次

板门在手掌大鱼际的平面。用拇指指腹顺时针揉大鱼际平面的中点。

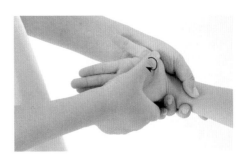

揉板门

揉中脘 3分钟

中脘在肚脐眼上方4寸，剑突与肚脐连线的中点处，用拇指或中指指腹，或掌根顺时针按揉。

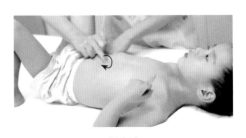

揉中脘

揉脾俞、胃俞　各1分钟

脾俞在后正中线上，第11胸椎棘突下旁开1.5寸处；胃俞穴在后正中线上，第12胸椎棘突下旁开1.5寸处。用双手拇指指端揉。

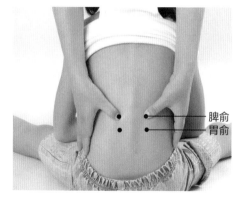

脾俞
胃俞

揉脾俞、胃俞

揉足三里　1分钟

足三里在外膝眼下3寸（孩子4个横指的宽度），距胫骨前缘1横指处。用拇指指端顺时针揉。

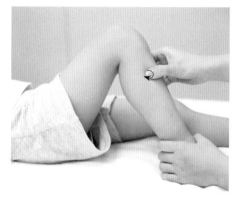

揉足三里

流口水

对于年幼的孩子来说，流口水不是什么大毛病，但过多地流口水会损耗心的津液而导致心阴虚，引发其他更为严重的疾病。一般情况下，1岁以下的孩子因为口腔较浅而不能调节口腔内的唾液属于正常现象，但超过1岁了还经常流口水就被认为是一种疾病。所以父母们在平时要注意观察孩子是否属于经常流口水，如果经常流口水，就需要通过按摩改善这个问题。

小儿流口水的基本按摩手法

看按摩手法讲解

清补脾经　200次

准确定位　脾经在拇指桡侧缘以及拇指末节指腹。

按摩手法　循拇指桡侧缘由指尖向指根方向来回推。

作用功效　健脾胃，补气血，化痰。

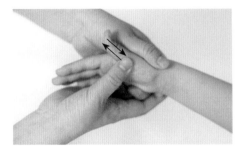

清补脾经

揉板门　3分钟

准确定位　板门在手掌大鱼际的平面。

按摩手法　用拇指指腹顺时针揉大鱼际平面的中点。

作用功效　健脾和胃，消食止吐。

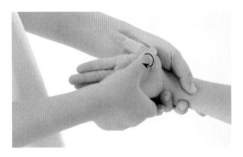

揉板门

揉脾俞　1分钟

准确定位　脾俞在后正中线上，第11胸椎棘突下旁开1.5寸处。

按摩手法　用两手拇指或食、中二指的指端揉。

作用功效　健脾和胃，消食祛湿。

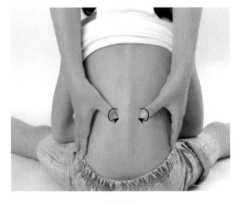

揉脾俞

揉胃俞 1分钟

准确定位 胃俞在后正中线上，第12胸椎棘突下旁开1.5寸处。

按摩手法 用两手拇指或食、中二指的指端揉。

作用功效 和胃助运，消食导滞。

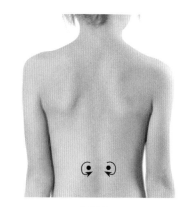

揉胃俞

揉足三里 3分钟

准确定位 足三里在外膝眼下3寸（孩子4个横指的宽度），距胫骨前缘1横指处。

按摩手法 用拇指指端顺时针揉。

作用功效 健脾和胃，强身健体。

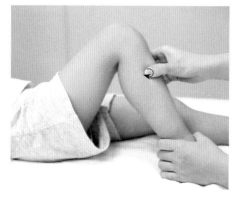

揉足三里

揉三阴交 1分钟

准确定位 三阴交在内踝尖直上3寸，胫骨后缘处。

按摩手法 用拇指指端揉。

作用功效 通血脉，活经络，利湿热。

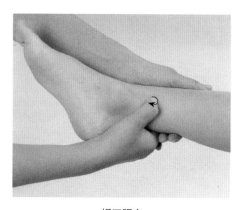

揉三阴交

脾胃气虚型流口水的按摩手法

表现 流口水伴面色发黄、身体乏力、食欲不振。

操作 基本手法加补脾经300次，补肺经100次，推三关300次，运内八卦100次。

补脾经 300次

脾经在拇指桡侧缘以及拇指末节指腹。循拇指桡侧缘由指尖向指根方向直推。

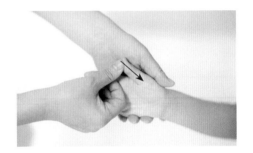

补脾经

补肺经 100次

肺经位于无名指指腹。顺时针旋推无名指末节指腹。

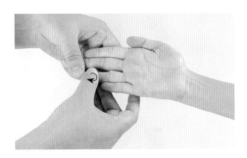

补肺经

推三关 300次

三关在前臂桡侧，自腕横纹至肘横纹成一直线。用拇指桡侧或食、中二指指腹自腕横纹推向肘横纹。

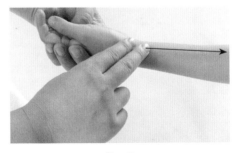

推三关

运内八卦 100次

内八卦在手掌面，以掌心为圆心，圆心至中指指根横纹的2/3为半径所作圆周。拇指指腹用运法，顺时针按摩。

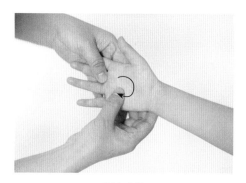

运内八卦

脾胃虚寒型流口水的按摩手法

表现　流口水伴口水清稀、脸色苍白、大便稀薄、小便清长、手脚冰凉。
操作　基本手法加补肺经300次，揉外劳宫1分钟，掐揉推四横纹3分钟，推三关300次。

补肺经 300次

肺经位于无名指指腹。顺时针旋推无名指末节指腹。

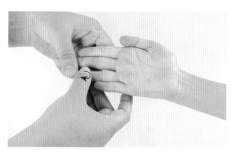

补肺经

揉外劳宫 1分钟

外劳宫在手背第3、4掌骨中点。一手持小儿手，另一手用拇指指腹顺时针按揉。

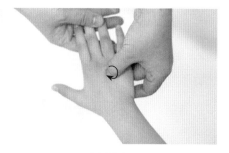

揉外劳宫

掐揉推四横纹　3分钟

四横纹在掌面四指第1指间关节横纹处。一手固定孩子手，使孩子四指并拢，另一手拇指自食指横纹至小指横纹先掐后揉，再来回推四横纹。

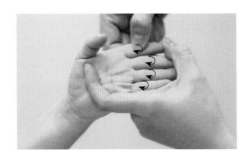

掐揉四横纹

推三关　300次

三关在前臂桡侧，自腕横纹至肘横纹成一直线。用拇指桡侧或食、中二指指腹自腕横纹推向肘横纹。

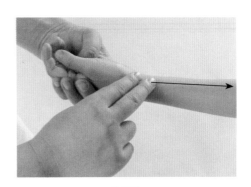

推三关

心脾郁热型流口水的按摩手法

表现　流口水伴口水黏稠且发热、口臭、大便干结、小便短黄、心烦不安、舌红苔黄。

操作　基本按摩手法加清小肠经300次，清心经200次，退六腑300次。

清小肠经　300次

小肠经在小指尺侧。一手持小儿手，另一手拇指自小指指根推向指尖。

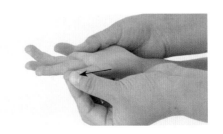

清小肠经

清心经　200次

心经位于中指指腹。一手持小儿手，另一手拇指指腹从中指指根推向指尖。

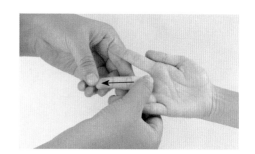

清心经

退六腑　300次

六腑在前臂尺侧，自肘尖至腕横纹尺侧成一直线。用食、中二指指腹自肘横纹推至腕横纹。

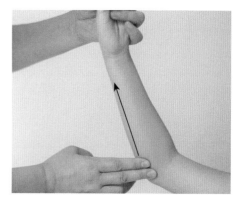

退六腑

脾胃积热型流口水的按摩手法

表现　流口水伴口水热且黏稠、口角糜烂、口臭易渴。
操作　基本手法加清胃经300次，清天河水300次，退六腑300次，推涌泉1分钟。

清胃经　300次

胃经在大鱼际桡侧赤白肉际处。一手持小儿手，另一手用拇指指腹从掌根推到拇指指根。

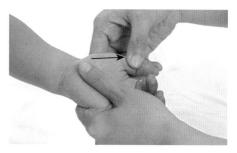

清胃经

清天河水 300次

天河水在前臂内侧正中，自腕横纹至肘横纹成一直线。一手持小儿手，另一手食、中二指指腹自腕横纹推向肘横纹。

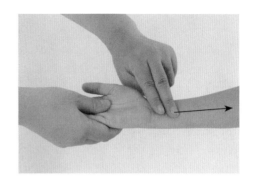

清天河水

退六腑 300次

六腑在前臂尺侧，自肘尖至腕横纹尺侧成一直线。用食、中二指指腹自肘横纹推至腕横纹。

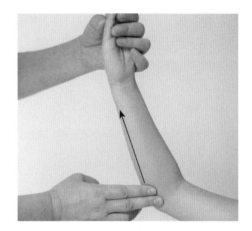

退六腑

推涌泉 1分钟

涌泉在脚底部，位于脚掌前1/3与后2/3的交界处。用拇指从涌泉穴往脚趾方向推。

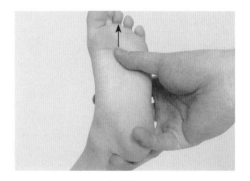

推涌泉

舌舔皮炎

有的孩子由于嘴唇周围干燥就经常用舌头舔，可往往越舔越干，引起嘴唇周围的皮肤炎症，出现小丘疹或者皲裂等皮肤问题，严重的还会形成色素沉着而影响外貌。经常舔嘴唇的孩子大部分为内热体质，常伴有大便干燥等。

小儿舌舔皮炎的基本按摩手法

扫码看按摩手法讲解

清脾经　200次

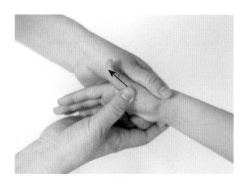

| 准确定位 | 脾经在拇指桡侧缘或在拇指末节指腹。 |

准确定位　脾经在拇指桡侧缘或在拇指末节指腹。

按摩手法　循拇指桡侧缘由指根往指尖方向直推。

作用功效　健脾胃，补气血，化痰。

清脾经

清心经　300次

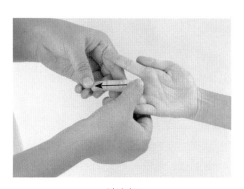

准确定位　心经位于中指指腹。

按摩手法　一手持小儿手，另一手拇指指腹从中指指根推向指尖。

作用功效　清热泻火，养心安神。

清心经

清天河水　300次

准确定位　天河水在前臂内侧正中，自腕横纹至肘横纹成一直线。

按摩手法　一手持小儿手，另一手食、中二指指腹自腕横纹推向肘横纹。

作用功效　清热解表，泻火除烦。

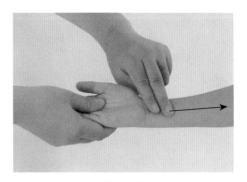

清天河水

退六腑　300次

准确定位　六腑在前臂尺侧，自肘尖至腕横纹尺侧成一直线。

按摩手法　用食、中二指指腹自肘横纹推至腕横纹。

作用功效　清热，解毒，凉血。

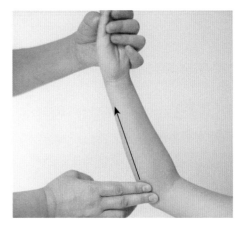

退六腑

揉板门　3分钟

准确定位　板门在手掌大鱼际的平面。

按摩手法　用拇指指腹顺时针揉大鱼际平面的中点。

作用功效　健脾和胃，消食止吐。

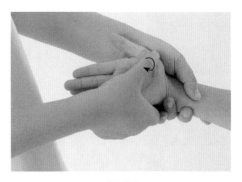

揉板门

揉心俞 1分钟

准确定位 心俞在后正中线上，第5胸椎棘突下旁开1.5寸处。

按摩手法 用双手拇指指腹揉。

作用功效 安神益智，补益心气。

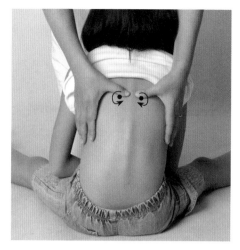

揉心俞

揉脾俞 1分钟

准确定位 脾俞在后正中线上，第11胸椎棘突下旁开1.5寸处。

按摩手法 用双手拇指或食、中二指的指端揉。

作用功效 健脾和胃，消食祛湿。

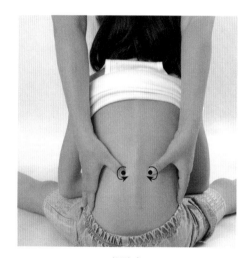

揉脾俞

> （!）Tips 给孩子进行按摩的同时，可内服一些导滞丸，平时注意纠正孩子舌舔的不良动作。

慢性鼻炎

慢性鼻炎是小儿常见呼吸系统疾病，空气污染、通风不良、气温的突然变化、粉尘烟雾等都是诱发本病的主要因素。如果孩子经常鼻塞、闻不到明显的味道、鼻涕较多、鼻子就不通畅，就很可能是得了慢性鼻炎，父母们不妨通过按摩来帮助孩子减轻痛苦。

小儿慢性鼻炎的基本按摩手法

看按摩手法讲解

开天门 50次

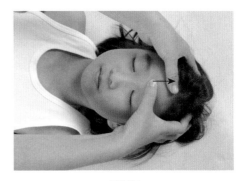

准确定位　天门是眉心至发际形成的一条直线。

按摩手法　用双手拇指指腹自眉心往发际交替直推。

作用功效　疏风解表，醒脑止痛。

开天门

推坎宫 50次

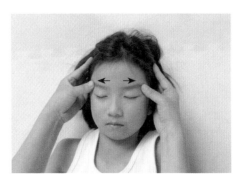

准确定位　坎宫是眉头向眉梢的一条直线。

按摩手法　双手拇指指腹自眉心向眉梢稍分推。

作用功效　疏风解表，止头痛。

推坎宫

揉太阳 50次

准确定位 太阳在眉毛末梢与外眼角延长线的交点处。

按摩手法 用双手拇指指腹按揉。

作用功效 发汗解表，止头痛。

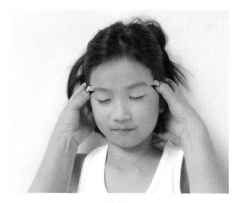

揉太阳

揉迎香 1分钟

准确定位 鼻翼外缘旁开0.5寸，鼻唇沟陷中。

按摩手法 用拇指指腹按揉。

作用功效 宣肺气，通鼻窍。

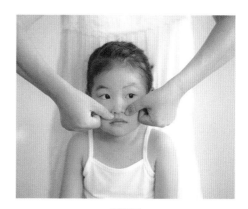

揉迎香

拿风池 2分钟

准确定位 风池在头额后面大筋的两旁与耳垂平行处。

按摩手法 用拇指和食指指腹相对用力提拿。

作用功效 祛风解毒、醒脑开窍。

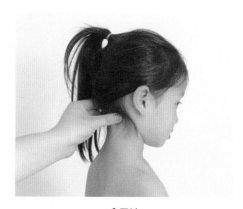

拿风池

清肺经　300次

准确定位　肺经位于无名指指腹。

按摩手法　沿整个无名指掌面自指根推向指尖。

作用功效　宣肺清热，化痰止咳。

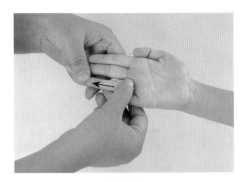

清肺经

揉曲池　1分钟

准确定位　曲池在肘窝桡侧横纹头至弘骨外上髁中点。

按摩手法　用拇指指端顺时针揉。

作用功效　疏风清热，调和营卫。

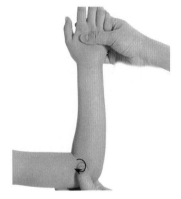

揉曲池

风热侵犯型鼻炎的按摩手法

表现　鼻炎伴鼻涕颜色黄且稠、发热怕风、出汗口渴、偶尔咳嗽。

操作　基本手法加清天河水300次，掐按风府1分钟，拿肩井10次。

清天河水　300次

天河水在前臂内侧正中，自腕横纹至肘横纹成一直线。一手持小儿手，另一手食、中二指指腹自腕横纹推向肘横纹。

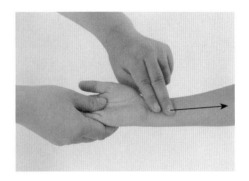

清天河水

掐按风府　1分钟

风府在颈部，后发际正中直上1寸。用食指或拇指指腹掐按。

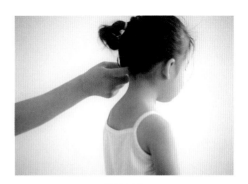

掐按风府

拿肩井　10次

肩井在大椎穴与肩峰连线中点，肩部最高处。用拇指、食指和中指共同用力提拿。

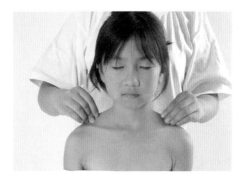

拿肩井

风寒侵袭型鼻炎的按摩手法

表现 鼻炎伴怕冷发热、头身疼痛、鼻塞严重、鼻涕色白清稀等。
操作 基本手法加推三关300次，揉大椎1分钟，推脊柱2分钟。

推三关 300次

三关在前臂桡侧，自腕横纹至肘横纹成一直线。用拇指桡侧或食、中二指指腹自腕横纹推向肘横纹。

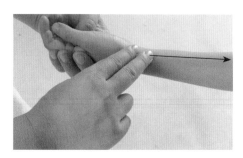

推三关

揉大椎 1分钟

大椎在后正中线上，第7颈椎棘突下凹陷中。用拇指或中指按揉。

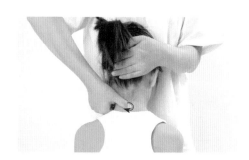

揉大椎

推脊柱 2分钟

用掌根从尾椎骨端向上直推脊柱至大椎，以皮肤发红发热为度。

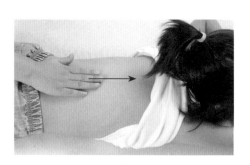

推脊柱

有鼻炎病史的孩子通常一感冒就犯鼻炎，所以要想控制鼻炎，预防感冒是关键。饮食宜清淡、易消化，少食辛辣厚味的食物。同时还要避免吸入刺激性的气体、粉尘、烟雾等。

荨麻疹

当孩子机体处于一种敏感的状态时，许多因素都可以引发风邪，这里说的"风"，当然不是自然现象中的风，而是一种比喻，比如当孩子食用了一些水产品或接触花粉时，就可能会由于这些刺激而引起风邪，从而得荨麻疹。荨麻疹俗称"风团"，患了荨麻疹的孩子先是皮肤瘙痒，然后皮肤上会出现红色或者白色的团块，父母们可以用相应的按摩来帮助孩子减轻不适。

小儿荨麻疹的基本按摩手法

拿风池 1分钟

准确定位 风池在头额后面大筋的两旁与耳垂平行处。

按摩手法 用拇指和食指指腹相对用力提拿。

作用功效 祛风解毒，醒脑开窍。

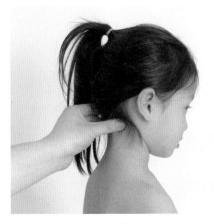

拿风池

揉膻中 100次

准确定位　膻中在前正中线上，两乳头连线的中点。

按摩手法　用拇指或中指指腹顺时针按揉。

作用功效　宽胸理气，化痰止咳。

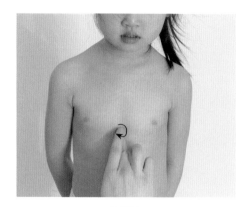

揉膻中

拿百虫 2分钟

准确定位　百虫在膝上内侧，髌骨内上缘2寸处。

按摩手法　用拇指和食、中二指对称捏拿穴位，左右各1分钟。

作用功效　疏通经络，活血止痒。

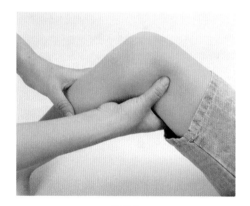

拿百虫

揉足三里 3分钟

准确定位　足三里在外膝眼下3寸（孩子4个横指的宽度），距胫骨前缘1横指处。

按摩手法　用拇指指端顺时针揉。

作用功效　健脾和胃，强身健体。

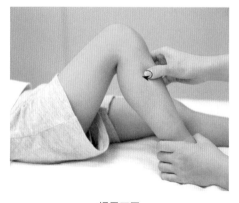

揉足三里

揉三阴交 2分钟

准确定位 三阴交在内踝尖直上3寸，胫骨后缘凹陷中。

按摩手法 用拇指指端揉。

作用功效 通血脉，活经络，利湿热。

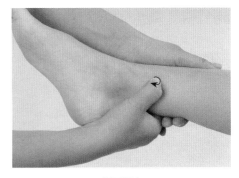

揉三阴交

风寒型荨麻疹的按摩手法

表现 疹色淡红或苍白，遇冷或者受风后严重，曝露部位尤重。

操作 基本手法加推三关300次，掐揉合谷1分钟，拿肩井10次。

推三关 300次

三关在前臂桡侧，自腕横纹至肘横纹成一直线。用拇指桡侧或食、中二指指腹自腕横纹推向肘横纹。

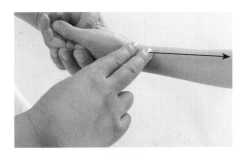

推三关

掐揉合谷 1分钟

合谷在虎口上，第1、2掌骨间凹陷处。用拇指指端掐揉。

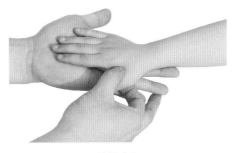

掐揉合谷

拿肩井 10次

肩井在大椎穴与肩峰连线中点，肩部最高处。用拇指、食指和中指共同用力提拿。

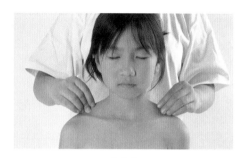

拿肩井

风热型荨麻疹的按摩手法

表现 皮疹色红，瘙痒剧烈，皮肤灼热伴咽喉红肿、口渴、舌红苔黄等。

操作 基本手法加清肺经300次，退六腑300次，揉大椎1分钟。

清肺经 300次

肺经位于无名指指腹。沿整个无名指掌面自指根推向指尖。

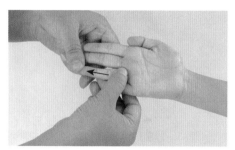

清肺经

退六腑 300次

六腑在前臂尺侧，自肘尖至腕横纹尺侧成一直线。用食、中二指指腹自肘横纹推至腕横纹。

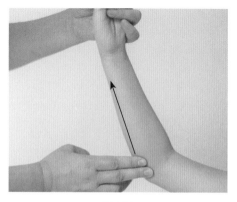

退六腑

揉大椎　1分钟

大椎在后正中线上，第7颈椎棘突下凹陷中。用拇指或中指按揉。

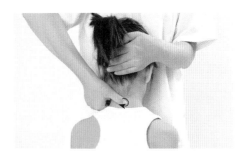

揉大椎

风湿型荨麻疹的按摩手法

表现 皮疹上有丘疱疹或大疱出现，舌苔白腻。
操作 基本手法加补脾经300次，揉外劳宫1分钟，揉肺俞1分钟，揉脾俞1分钟。

补脾经　300次

脾经在拇指桡侧缘以及拇指末节指腹。循拇指桡侧缘由指尖向指根方向直推。

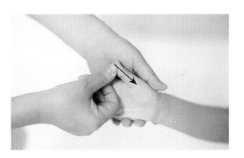

补脾经

揉外劳宫　1分钟

外劳宫在手背第3、4掌骨中点。一手持小儿手，另一手用拇指指腹顺时针按揉。

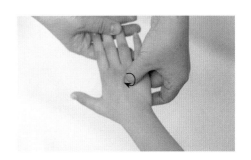

揉外劳宫

揉肺俞　1分钟

肺俞在后正中线上，第3胸椎棘突下旁开1.5寸处。用双手拇指或食、中二指按揉。

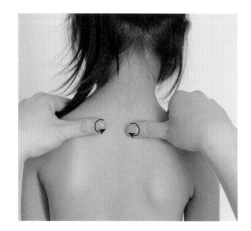

揉肺俞

揉脾俞　1分钟

脾俞在后正中线上，第11胸椎棘突下旁开1.5寸处。用双手拇指指端揉。

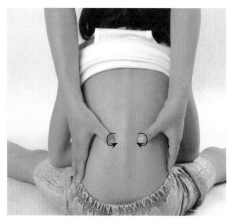

揉脾俞

血热型荨麻疹的按摩手法

表现　荨麻疹伴搔抓完皮肤后会出现红紫条块，可融合成片，舌红苔黄。

操作　基本手法加清脾经50次，清大肠经300次，退六腑300次，推涌泉1分钟。

清脾经 50次

脾经位于拇指桡侧缘以及拇指末节指腹。循小儿拇指桡侧缘由指根往指尖方向直推。

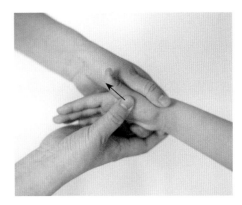

清脾经

清大肠经 300次

大肠经在食指桡侧面，自指尖至虎口成一直线。一手持小儿手，另一手拇指指腹从虎口推向指尖。

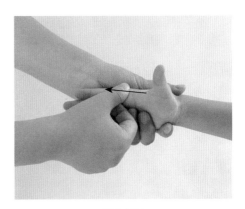

清大肠经

退六腑 300次

六腑在前臂尺侧，自肘尖至腕横纹尺侧成一直线。用食、中二指指腹自肘横纹推至腕横纹。

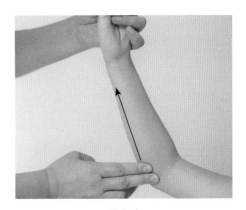

退六腑

推涌泉　1分钟

涌泉在脚底部，位于脚掌前1/3与后2/3的交界处。用拇指从涌泉穴向脚趾方向推。

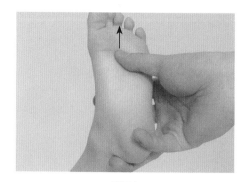

推涌泉

血瘀型荨麻疹的按摩手法

表现　一般病程较长，疹色为淡红色或者暗红色，面色晦暗、眼眶发黑、口唇发紫等。

操作　基本手法加搓擦协助30~50次。

搓擦协肋　30~50次

用双手手掌从小儿两侧腋下搓擦至天枢穴。

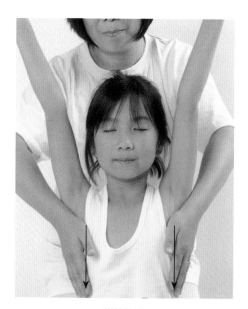

搓擦协肋

夜啼

有的孩子白天不爱哭，可一到晚上就哭哭啼啼，吵得全家人无法睡觉，最重要的是对孩子生长发育也不利。因为夜间啼哭与身体的不同病症是紧密相连的，父母们最好能针对孩子不同的啼哭特点给孩子做做按摩，有助于缓解这种情况。

小儿夜啼基本按摩手法

补脾经　300次

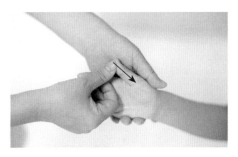

补脾经

准确定位　脾经在拇指桡侧缘以及拇指末节指腹。

按摩手法　循拇指桡侧缘从指尖向指根方向直推。

作用功效　健脾胃，补气血，化痰。

清心经　200次

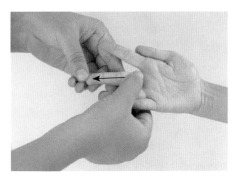

清心经

准确定位　心经位于中指指腹。

按摩手法　一手持小儿手，另一手拇指指腹从中指指根推向指尖。

作用功效　清热泻火，养心安神。

清肝经 200次

准确定位 肝经在食指指腹。

按摩手法 一手持小儿手，另一手用拇指指腹从小儿食指指根推向指尖。

作用功效 平肝泻火，熄风止痉。

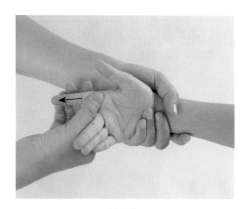

清肝经

摩腹 4分钟

准确定位 腹部指脐周大腹部。

按摩手法 用手掌或四指先顺时针摩腹再逆时针摩腹。

作用功效 调节五脏六腑，促进消化吸收，调节二便。

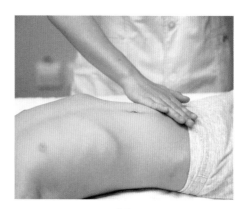

摩腹

揉足三里 3分钟

准确定位 足三里在外膝眼下3寸（孩子4个横指的宽度），距胫骨前缘1横指处。

按摩手法 用拇指指端顺时针揉。

作用功效 健脾和胃，强身健体。

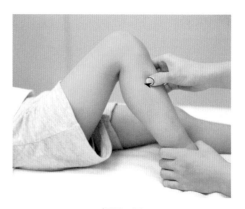

揉足三里

心火旺型夜啼的按摩手法

表现 孩子夜啼伴哭声响亮、烦躁不安、面红耳赤、怕见灯光、大便干燥、小便发黄。

操作 基本手法加清天河水300次，退六腑300次，清小肠经300次。

清天河水 300次

天河水在前臂内侧正中，自腕横纹至肘横纹成一直线。一手持小儿手，另一手食、中二指指腹自腕横纹推向肘横纹。

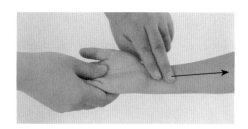

清天河水

退六腑 300次

六腑在前臂尺侧，自肘尖至腕横纹尺侧成一直线。用食、中二指指腹自肘横纹推至腕横纹。

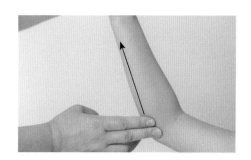

退六腑

清小肠经 300次

小肠经在小指尺侧。一手持小儿手，另一手拇指自小指指根推向指尖。

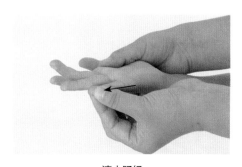

清小肠经

惊恐型夜啼的按摩手法

表现 夜啼伴孩子啼哭声音比较惨、心神不安、面色发青、时睡时醒。

操作 基本手法加揉神门1分钟，揉百会1分钟。

揉神门 1分钟

神门在腕部，腕掌侧横纹尺侧端的凹陷处。用拇指指端揉。

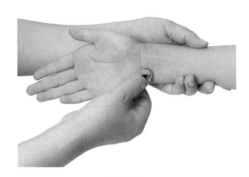

揉神门

揉百会 1分钟

百会在头顶正中线与两耳尖连线的交会处，后发际正中直上7寸。用双手拇指指腹按揉，也可用掌心揉。

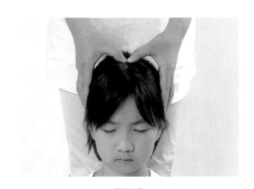

揉百会

脾虚型夜啼的按摩手法

表现 孩子夜啼伴哭声音较弱、面色青白、手脚冰凉、舌唇淡白。

操作 基本手法加揉板门300次，掐揉四横纹3分钟，推三关300次，揉中脘3分钟。

揉板门　300次

板门在手掌大鱼际的平面。用拇指指腹顺时针揉大鱼际平面的中点。

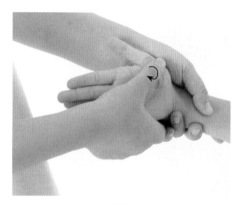

揉板门

掐揉四横纹　3分钟

四横纹在掌面四指第1指间关节横纹处。一手固定孩子手，使孩子四指并拢，另一手拇指自食指横纹至小指横纹先掐后揉。

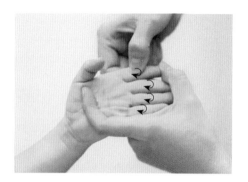

掐揉四横纹

推三关　300次

三关在前臂桡侧，自腕横纹至肘横纹成一直线。用拇指桡侧或食、中二指指腹自腕横纹推向肘横纹。

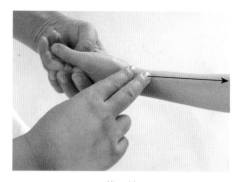

推三关

揉中脘 3分钟

中脘在肚脐上方4寸，剑突与肚脐连线的中点处。用拇指或中指指腹，或掌根顺时针按揉。

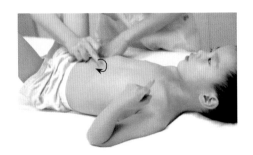

揉中脘

食积型夜啼的按摩手法

表现 夜啼伴有厌食吐奶、腹胀、大便酸臭、舌苔厚腻。

操作 基本手法加揉板门100次，清大肠经300次，运内八卦100次，揉中脘3分钟。

揉板门 100次

板门在手掌大鱼际的平面。用拇指指腹顺时针揉大鱼际平面的中点。

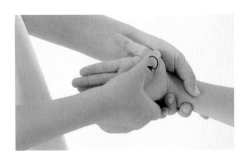

揉板门

清大肠经 300次

大肠经在食指桡侧面，自指尖至虎口成一直线。一手持小儿手，另一手拇指指腹从虎口推向指尖。

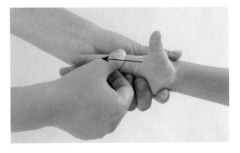

清大肠经

运内八卦 100次

内八卦在手掌面，以掌心为圆心，圆心至中指指根横纹的2/3为半径所作圆周。拇指指腹用运法，顺时针按摩。

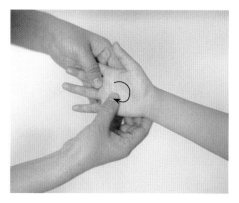

运内八卦

揉中脘 3分钟

中脘在肚脐上方4寸，剑突与肚脐连线的中点处。用拇指或中指指腹，或掌根顺时针揉。

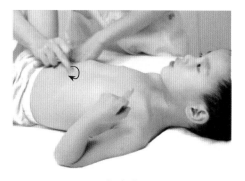

揉中脘

近视

孩子近视分为假性近视和真性近视，前者在平时生活中多注意眼部保健，比如减少用眼、科学用眼、做眼保健操等即可改善。后者不但影响视力还影响容貌，所以要坚持给孩子做有利于视力的按摩，不要让孩子的近视变得越来越严重。

小儿近视的基本按摩手法

看按摩手法讲解

推坎宫　2分钟

准确定位　坎宫是眉头向眉梢的一条直线。

按摩手法　双手拇指指腹自眉心向眉梢稍分推。

作用功效　疏风解表，止头痛。

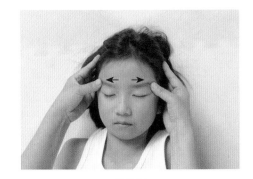
推坎宫

按揉睛明　1分钟

准确定位　睛明在目内眦角稍上方凹陷处。

按摩手法　双手拇指或中指指腹按揉。

作用功效　降温除浊，治眼疾。

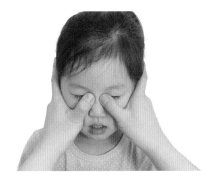
按揉睛明

按揉四白　1分钟

准确定位　四白在眼眶下缘正中直下1横指处。

按摩手法　双手拇指或食指指腹按揉。

作用功效　散热，明目。

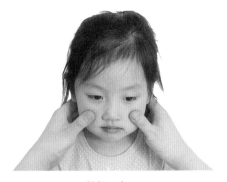
按揉四白

拿风池 1分钟

准确定位 风池在头额后面大筋的两旁与耳垂平行处。

按摩手法 用拇指和食指指腹相对用力提拿。

作用功效 祛风解毒，醒脑开窍。

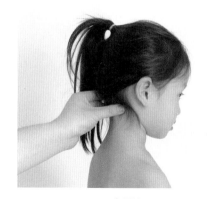
拿风池

揉翳风 1分钟

准确定位 翳风在耳根部，颞骨乳突与下颌骨下颌支后缘间凹陷处。

按摩手法 用拇指或中指指腹按揉。

作用功效 益气补阳，聪耳通窍。

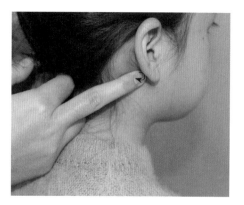
揉翳风

拿肩井 5次

准确定位 肩井在大椎与肩峰连线中点，肩部最高处。

按摩手法 用拇指、食指和中指共同用力提拿。

作用功效 疏导水液，宣通气血。

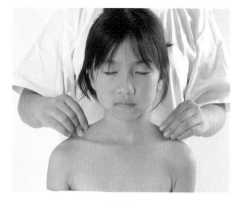
拿肩井

揉心俞 1分钟

准确定位 心俞在后正中线上，第5胸椎棘突下旁开1.5寸。

按摩手法 用双手拇指指腹揉。

作用功效 安神益智，补益心气。

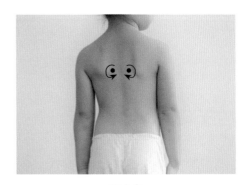

揉心俞

揉肝俞 1分钟

准确定位 肝俞在后正中线上，第9胸椎棘突下旁开1.5寸。

按摩手法 用双手拇指指腹揉。

作用功效 疏肝理气，明目解郁。

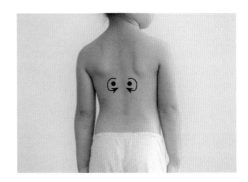

揉肝俞

揉肾俞 1分钟

准确定位 肾俞在后正中线上，第2腰椎棘突下旁开1.5寸。

按摩手法 用双手拇指指端揉。

作用功效 滋阴壮阳，补益肾元。

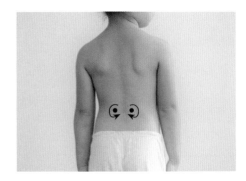

揉肾俞

脾胃虚弱型近视的按摩手法

表现　此类型近视的孩子体质较差，脾胃虚弱。

操作　基本手法加揉中脘3分钟，揉脾俞、胃俞各1分钟，揉三阴交1分钟。

揉中脘　3分钟

中脘在肚脐上方4寸，剑突与肚脐连线的中点处。用拇指或中指指腹，或掌根顺时针揉。

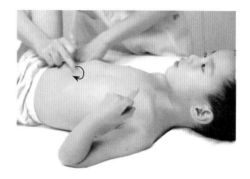

揉中脘

揉脾俞、胃俞　各1分钟

脾俞在后正中线上，第11胸椎棘突下旁开1.5寸处；胃俞在后正中线上，第12胸椎棘突下旁开1.5寸处。用双手拇指指端揉。

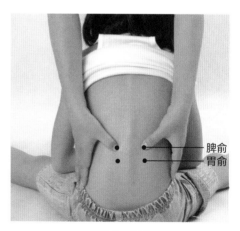

脾俞
胃俞

揉脾俞、胃俞

揉三阴交　1分钟

三阴交在内踝尖直上3寸，胫骨后缘处。用拇指指端揉。

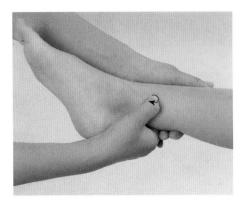

揉三阴交

眼眶胀痛型近视的按摩手法

表现　此类型近视的孩子双眼干涩、眼眶胀痛。

操作　基本手法加补肾经300次，补肝经300次，揉百会2分钟。

补肾经　300次

肾经位于小指指腹。一手持小儿手，另一手拇指指腹顺时针旋推小指末节指腹。

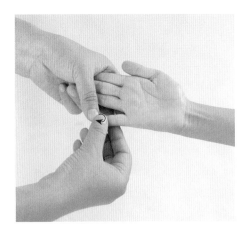

补肾经

揉百会 2分钟

百会在头顶正中线与两耳尖连线的
交会处，后发际正中直上7寸。用双
手拇指指腹按揉，也可用掌心揉。

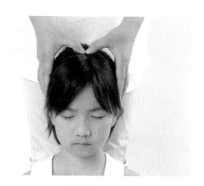

揉百会

> **Tips**　按摩手法治疗假性近视效果比较好，对真性近视则主要起改善视力的作用。只要能坚持按摩，对孩子的视力改善一定有好处。

抽动症

　　小儿抽动症又称小儿抽动秽语综合征，多见于学龄前及学龄早期的儿童，主要包括一过性抽动障碍、慢性运动或发声性抽动障碍、发声与多种运动联合抽动障碍，症状有明显的波动性，可表现为眨眼、挤眉、龇牙、做怪相、耸肩、转颈、点头、躯体扭动、手臂摇动或踢脚、下肢抽动等，情绪紧张时加剧，精神集中时减少，睡眠时消失。

小儿抽动症的基本按摩手法

看按摩手法讲解

补脾经　300次

准确定位　脾经在拇指桡侧缘以及拇指末节指腹。

按摩手法　循拇指桡侧缘由指尖向指根方向直推。

作用功效　健脾胃，补气血，化痰。

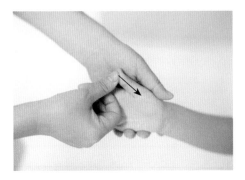
补脾经

补肾经　300次

准确定位　肾经位于小指指腹。

按摩手法　一手持小儿手，另一手拇指指腹顺时针旋推小指末节指腹。

作用功效　补肾益脑，温养下元。

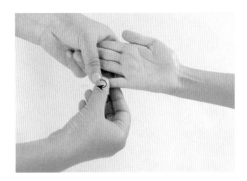
补肾经

揉二人上马　100次

准确定位　手背无名指及小指掌指关节后陷中。

按摩手法　一手持小儿手，用另一手拇指指端顺时针按揉。

作用功效　滋阴补肾，顺气散结。

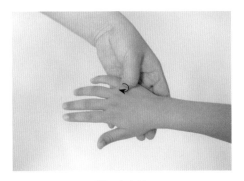
揉二人上马

揉内劳宫　3分钟

准确定位　内劳宫在手掌心，第2、3掌骨之间。

按摩手法　一手持小儿手，另一手用拇指指腹按揉。

作用功效　清热除烦。

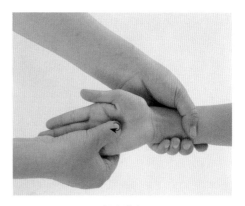

揉内劳宫

揉内关　1分钟

准确定位　内关位于前臂正中，腕横纹上2寸处。

按摩手法　一手持小儿手，另一手用拇指指端顺时针揉。

作用功效　行气降逆，温胃散寒。

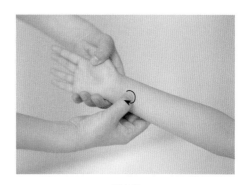

揉内关

揉关元　5分钟

准确定位　关元在前正中线上，脐下3寸。

按摩手法　用食、中二指或中指指腹按揉。

作用功效　培补元气，导赤通淋。

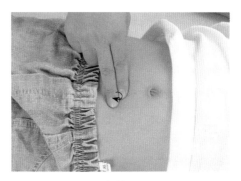

揉关元

捏脊 5次

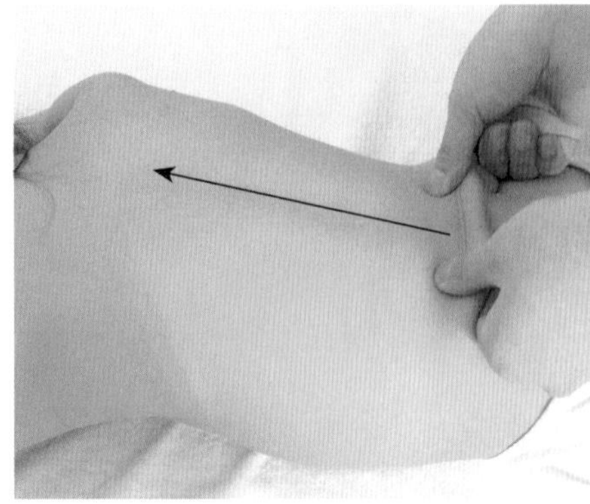

准确定位 脊柱在腰背部正中间，从颈部大椎到腰骶部长强的连线。

按摩手法 用拇指和食指，两手交替，沿脊柱两侧从长强穴起往上边推边捏边放，一直捏到大椎穴，捏脊一般捏3~5遍，最后一遍使用捏3提1法（每捏3下将背部皮肤提1下，称为捏3提1法）。

作用功效 调和阴阳，理气血，增强体质。

捏脊

微信扫描书中含 📖 图标的二维码
- ★配套电子书
- ★专家讲解视频
- ★儿童安全小知识

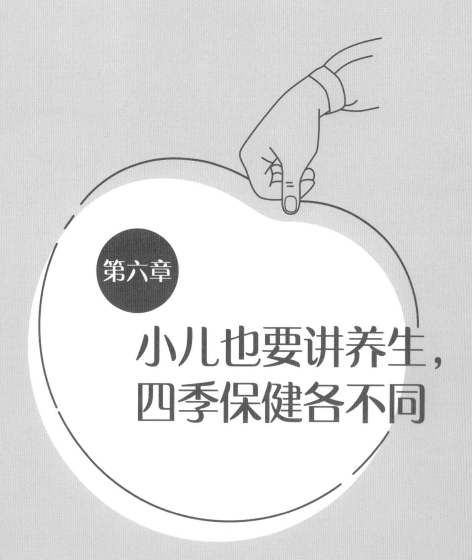

第六章

小儿也要讲养生，
四季保健各不同

春季万物复苏，
宜增加户外活动，促进小儿阳气升发

春季天地阳气升发，万物复苏，小儿应随阳气而动，疏通腠理，舒畅肝气，此时宜经常外出活动，利用大自然的生机畅达，促进小儿阳气升发。

春季防寒保暖，要防外邪入侵

春季天气乍暖还寒，气温忽高忽低，时有寒潮发生，而且北方寒冷天气还要更长一些，所以防风保暖极为重要。俗话说"春捂秋冻，百病难碰"，春捂一定要捂得恰到好处，不要过早减少衣被。一般日平均气温未达到10℃时都是需要捂的，捂的重点部位应是背、腹、足底。捂背部可预防感冒的发生；捂腹部可以保护脾胃，预防消化不良和腹泻；捂脚可预防"寒从脚下起"，保护人体阳气。但捂也要有度，一般来说，气温超过15℃时就没有捂的必要了。

春季保健按摩：预防感冒

开天门 50次

准确定位　天门是眉心至发际形成的一条直线。

按摩手法　用双手拇指指腹自眉心往发际交替直推。

作用功效　疏风解表，醒脑止痛。

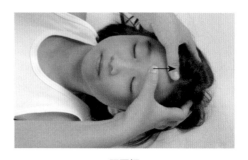

开天门

推坎宫 50次

准确定位 坎宫是眉头向眉梢的一条直线。

按摩手法 双手拇指指腹自眉心向眉梢稍分推。

作用功效 疏风解表，止头痛。

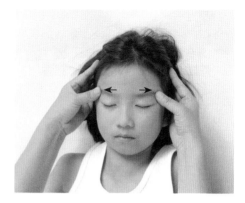

推坎宫

揉太阳 50次

准确定位 太阳在眉毛末梢与外眼角延长线的交点处。

按摩手法 用双手拇指指腹按揉。

作用功效 发汗解表，止头痛。

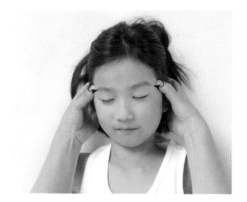

揉太阳

揉迎香 1分钟

准确定位 迎香在鼻翼外缘旁开0.5寸，鼻唇沟陷中。

按摩手法 用拇指或中指指腹按揉。

作用功效 宣肺气，通鼻窍。

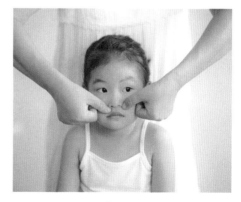

揉迎香

拿风池 5次

准确定位 风池在头额后面大筋的两旁与耳垂平行处。

按摩手法 用拇指和食指指腹相对用力提拿。

作用功效 祛风解毒，醒脑开窍。

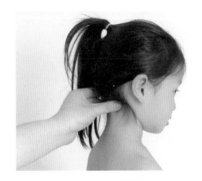

拿风池

拿肩井 3~5次

准确定位 肩井在大椎与肩峰连线中点，肩部最高处。

按摩手法 用拇指、食指和中指共同用力提拿。

作用功效 疏导水液，宣通气血。

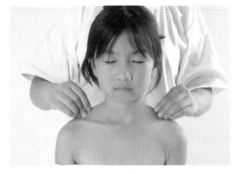

拿肩井

夏季随万物生长，
要重视营养，助力小儿长高

　　夏季阳气正旺，万物生长壮大，人体之气也向外伸张疏泄，是小儿快速生长的重要时期。此时要重视营养，加强锻炼，多做伸拉运动，促进小儿长高。

　　夏季是一年中最热的季节，酷暑炎热，雨水较多，水湿蒸腾，湿热交结，病菌容易滋生、繁殖和传播。小儿肌肤娇嫩，卫外不固，形气未充，脏腑娇嫩，此时容易受到暑湿之邪侵袭而发生呼吸道疾病、消化道疾病、皮肤病。因此，父母不仅要帮助孩子养成良好的作息习惯，还需采取必要的预防措施，让孩子健康快乐地度过炎夏。

抓住时节冬病夏治

夏季万物生发繁茂，阳气旺盛，是小儿养护阳气的最好时节。小儿为稚阳之体，生机蓬勃，发育迅速，借助自然界的盛夏之阳充实稚阳，治疗冬天的疾病如哮喘、过敏性鼻炎、反复呼吸道感染等疾病，疗效显著。如果能在夏天合理补养，到冬天症状就可以明显减轻或不发病，可以吃一些羊肉、鸡肉，比如炖人参、黄芪等，同时配合温阳散寒、利水的食物，如茯苓、苍术、薏苡仁等。

夏季保健按摩：清心火，健脾胃

清肝经 50次

准确定位　肝经在食指指腹。
按摩手法　一手持小儿手，另一手用拇指指腹从小儿食指指根推向指尖。
作用功效　平肝泻火，熄风止痉。

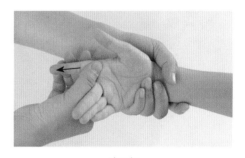

清肝经

清心经 50次

准确定位　心经位于中指指腹。
按摩手法　一手持小儿手，另一手拇指指腹从中指指根推向指尖。
作用功效　清热泻火，养心安神。

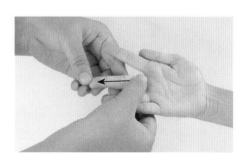

清心经

补脾经 300次

准确定位　脾经在拇指桡侧缘以及拇指末节指腹。

按摩手法　循拇指桡侧缘由指尖向指根方向直推。

作用功效　健脾胃，补气血，化痰。

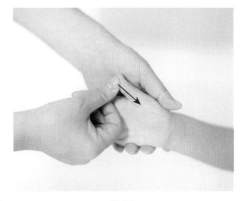

补脾经

补肾经 300次

准确定位　肾经位于小指指腹。

按摩手法　一手持小儿手，另一手拇指指腹顺时针旋推小指末节指腹。

作用功效　补肾益脑，温养下元。

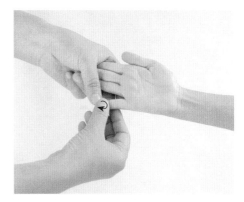

补肾经

掐揉小天心 50次

准确定位　小天心在手掌大、小鱼际交界处的凹陷中。

按摩手法　用中指或拇指按压穴位，然后再揉穴位。

作用功效　清热镇惊，利尿透疹，明目安神。

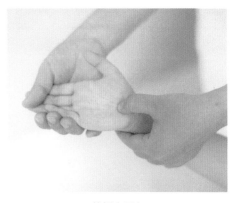

掐揉小天心

掐揉四横纹 3分钟

准确定位 四横纹在掌面四指掌指关节横纹处。

按摩手法 一手固定小儿手，使四指并拢，另一手拇指自食指横纹至小指横纹先掐后揉。

作用功效 退热除烦，消滞散结。

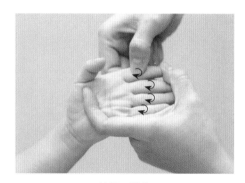

掐揉四横纹

揉神门 100次

准确定位 神门在腕部，腕掌侧横纹尺侧端的凹陷处。

按摩手法 用拇指指端揉。

作用功效 补益心气，安定心神。

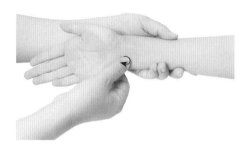

揉神门

　　每天选择以上几个穴位给孩子推一推、揉一揉，能够通调气血、健脾除湿、提高食欲，有助于孩子平安度夏。

秋季养肺最关键，
滋肺阴，防秋燥

　　秋天是收获的季节，此时金气当令，清凉肃杀，气候干燥，小儿应早睡早起以避初寒，情志上要保持安定收敛，使精神内守。

秋季饮食，除了摄入充足的优质蛋白质、碳水化合物外，还应注意维生素和矿物质的摄入。中医认为许多蔬果都有养阴润肺的功效，如雪梨、枇杷、橄榄、樱桃等。小儿秋季要少食寒凉之品，如冰激凌、各种饮料、冰镇西瓜等；也不要贪食炸薯片、汉堡等热性炙煿油腻之品，这些食物都会阻碍脾胃的运化功能，可导致小儿消化功能的障碍，出现呕吐、腹泻、腹痛等不适。

秋冻有度，百病难生

民间有"春捂秋冻"的习俗，即"春不急脱衣，秋不忙添衣"的养生保健法，认为初秋时有意识地让小儿机体冻一冻，可避免因多穿衣服而出现的身热汗出、汗液蒸发、阴津伤耗、阳气外泄等情况，顺应了秋天阴精内蓄、阴气内守的养生需要。现代研究认为微寒的刺激可以提高大脑的兴奋，增加皮肤的血流量，使皮肤代谢加快，机体耐寒能力增强，有利于避免伤风感冒等病症的发生。但是秋冻要有度，要因人因时而异，若小儿体质虚弱，或深秋气候寒冷，或气温骤然下降，就不能一味追求"秋冻"，否则容易感受风寒而发病，要根据气候特点，顺应节气规律，及时增减衣服。

秋季保健按摩：补益肺气，提高抵抗力

看按摩手法讲解

补肺经 300次

准确定位 肺经位于无名指指腹。
按摩手法 顺时针旋推无名指末节指腹。
作用功效 补益肺气，化痰止咳。

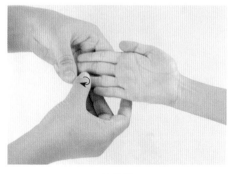

补肺经

揉膻中 300次

准确定位 膻中在前正中线上，两乳头连线的中点。

按摩手法 用拇指或中指指腹顺时针按揉。

作用功效 宽胸理气，化痰止咳。

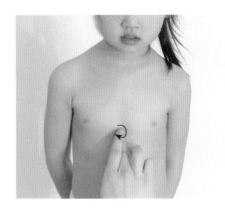

揉膻中

揉肺俞 1分钟

准确定位 肺俞在后正中线上，第3胸椎棘突下旁开1.5寸处。

按摩手法 用双手拇指或食、中二指按揉。

作用功效 调补肺气，止咳化痰。

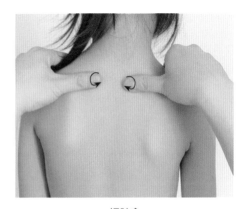

揉肺俞

揉脾俞 1分钟

准确定位 脾俞在后正中线上，第11胸椎棘突下旁开1.5寸处。

按摩手法 用两手拇指或食、中二指的指端揉。

作用功效 健脾和胃，消食祛湿。

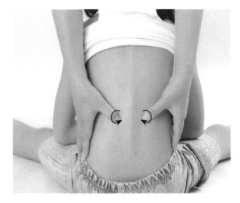

揉脾俞

捏脊 5次

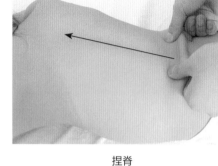

捏脊

准确定位 脊柱在腰背部正中间，从颈部大椎到腰骶部长强的连线。

按摩手法 用拇指和食指，两手交替，沿脊柱两侧从长强穴起往上边推边捏边放，一直捏到大椎穴，捏脊一般捏3~5遍，最后一遍使用捏3提1法（每捏3下将背部皮肤提1下，称为捏3提1法）。

作用功效 调和阴阳，理气血，增强体质。

　　每天选择其中的几个穴位，给孩子推一推、揉一揉，能够补肺益气、理气宽胸、调阴阳、和脏腑。坚持一段时间你会发现，孩子不爱感冒、咳嗽了，吃饭香，睡得也踏实，小脸红润了，也长高了。

冬季适当进补，
为孩子积蓄生长能量

　　冬季万物潜藏，生机隐伏，应注意防寒，要固守人体阴阳以养真气。小儿可早睡晚起，适当进补，养精蓄锐，以应来年春季生发之机。

固养阳气，防寒保暖

　　冬季最重要的是固护阳气，防寒保暖。固护阳气要早睡晚起，勤晒太阳，适度活动，借助冬天自然界的阳光来呵护小儿的稚阳之气。这时要注意防寒保暖，根据气候变化及时添加衣物，以四肢温暖、不出汗为宜。穿戴上应注意戴帽、戴围巾，别捂嘴，衣服不要太紧身。睡前可以用热水泡脚，促进血液循环，有助睡眠。室内要勤快窗户，通风换气，不能因天气寒冷而紧闭门窗。此外，还可以适度进补，保持膳食平衡。可以吃些肉类，炖牛肉的时候放一些胡萝卜、土豆，炖羊肉的时候放点白萝卜，鸡肉可以搭配香菇，这样做营养均衡，又补充了能量。饭后给孩子吃一些冰糖炖雪梨或银耳百合甜汤，可滋润肺气，补充水分。

冬季保健按摩：固肾助阳，调节免疫力

看按摩手法讲解

揉百会 50次

准确定位 百会在头顶正中线与两耳尖连线的交会处，后发际正中直上7寸。

按摩手法 用双手拇指指腹按揉，也可用掌心揉。

作用功效 安神镇惊，升阳举陷。

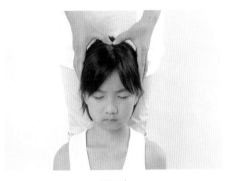

揉百会

揉气海 1分钟

准确定位 气海在腹部前正中线上，脐下1.5寸处。

按摩手法 用拇指或中指指腹顺时针揉。

作用功效 益气助阳，强壮体质。

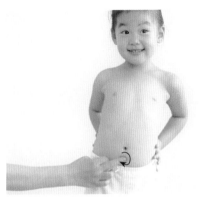

揉气海

揉涌泉 100次

准确定位 涌泉在脚底部，位于脚掌前1/3与后2/3的交界处。

按摩手法 用拇指指腹顺时针揉。

作用功效 滋阴降火，引火归元。

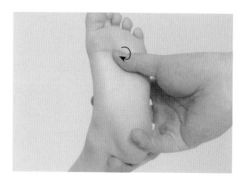

揉涌泉

揉三阴交 100次

准确定位 三阴交在内踝尖直上3寸，胫骨后缘处。

按摩手法 用拇指指端揉。

作用功效 通血脉，活经络，利湿热。

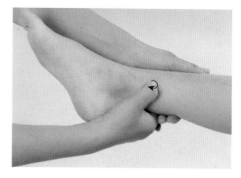

揉三阴交

微信扫描书中含 图标的二维码
★ 配套电子书
★ 专家讲解视频
★ 儿童安全小知识

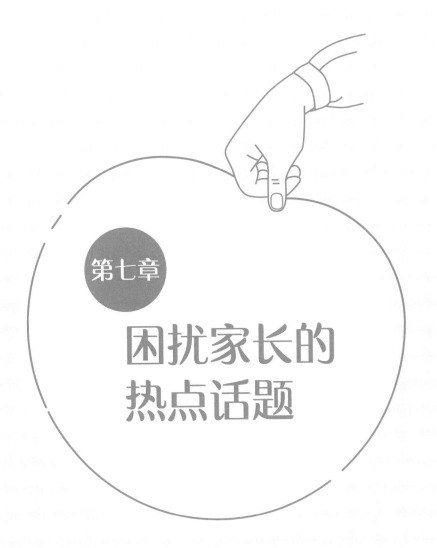

第七章

困扰家长的
热点话题

孩子发热怎么办

中医认为，发热多数是因为有邪气（如西医所说的病毒、细菌、支原体、衣原体等）侵袭人体。此时，人体的正气（抵抗力）就要与之抗争，于是，在肌表（皮肤）打得火热朝天，这就是我们常说的发热。

发热和咳嗽、拉肚子一样，都是人体正气和外来邪气做斗争的表现，并没有什么可怕的。一般情况是邪气越盛，正气越足，抗邪的能力越积极，发热就越厉害。

儿童和青少年发热一般都是高热（39℃以上），这是因为孩子和年轻人的正气更加充足，抵抗外邪的能力更强大。

既然发高热是人体正气充足、抗邪能力强的表现，从这个意义上讲绝对是好事，大可不必见孩子发热就慌乱、就恐慌。但是，也不能完全说发热就是好事，如果发热太高、太厉害，可能会产生很多并发症，危及孩子的健康。

因此，父母要学会根据孩子的症状来判断发热的性质，以便后期调理和治疗。

变蒸——生理性发热，不用治疗

早在唐宋时期，古代医家们就在医书上记载了孩子生理性发热的现象，并给这种现象取了一个形象的名字，叫作"变蒸"——也就是生长热的意思。

孩子就像初升的旭日、初春的小草一样蒸蒸日上，欣欣向荣，长得特别快。植物在生长过程中有一个过程叫作"拔节"，即每到一个节点上就会有一些变化，孩子也是一样。

孩子体内的阳气要从原来的水平跨越到下一个阶段，就会出现发热的现象。一般认为，孩子出生后，32天一变，64天一蒸，这就是生理性发热。

一般来讲，孩子变蒸的持续时间不会太长，大多持续一天或者一天半，很快就过去了，温度也不会太高，一般不超过38℃，并且不会伴随咳嗽、流鼻涕、手脚凉等其他症状。除了体温高一点儿，耳朵和屁股稍凉，上唇内出现一个鱼眼大小的白色"变蒸珠"外，孩子该吃吃、该睡睡、该玩玩，和平时一样。这就是生理性发热和发热的鉴别要点。这个时候，千万不要给孩子吃抗生素或输液，以免伤了阳气。

应对发热，先要评估病情

孩子发热，父母的第一反应是赶紧退烧，慌乱中可能不择手段，甚至用错方法。所以父母，首先要掌握一定的知识，孩子发热时要镇静，不能慌了手脚，可以先给孩子做个简单的检查，评估病情轻重缓急。如果孩子发热时手脚热，且不伴有抽搐、剧烈呕吐、咳喘，无论体温高低都属于病轻症缓，不必慌忙退热、勉强喂药，适当补充水分，能睡觉就让孩子好好休息。

相反，如果孩子发热时手脚冰凉，则预示着孩子在短时间内体温可能会快速升高，对于某些特殊体质的孩子来说，这个快速升温过程可能会引起抽搐；原有咳喘疾病的患儿，咳喘可能迅速加重。另外，若高热伴有剧烈呕吐、高声啼哭等往往提示神经系统急性症状时，应及时送往医院做进一步诊疗。

发热也分不同的级别，分别有低热、中热、高热和超高热。

（1）正常体温：36~37.5℃

小孩的体温会比成人略高一些，在这个范围内都是正常体温。如果体温低于36℃，甚至低于35℃（这种情况虽然少见，却是很危险的），应及时送孩子就医。

（2）低热：37.6~38℃

这是比较常见的，很多不太严重的感冒会伴有低热。

（3）中热：38.1~39℃

这是孩子最常见的发热，高于38.5℃可以服用退热药，服用的同时最好使用一些辅助的方法，如多喝水、小儿经络按摩等。

（4）高热：39.1~41℃

孩子体温一旦超过39℃就要给孩子吃儿童退热药，防止出现超高热。有的家长会非常紧张，手忙脚乱，甚至给孩子频繁用药。这是不对的，这个时候用药要特别谨慎。

（5）超高热：高于41℃

高于41℃的发热并不多见，这种情况非常危险，此时要马上去医院就医，刻不容缓。

不要滥用退热药

明确孩子的病情轻重，对病情的发展规律也要有清晰的判断。其实大部分孩子发热都属于病轻症缓，部分发热时四肢冰凉的孩子经过热水泡脚也能有所好转。这时不用强制把孩子体温降下来，因为疾病有其自身的发生、发展规律，违背规律乱治，到头来受伤害的还是孩子。很多家长为了快速退热，频频使用退热药，导致孩子大量出汗，打破了体液平衡，反而使发热迁延难退，甚至引起惊厥。

消炎药不能乱吃

滥用退热药如此，滥用消炎药（泛指各种抗生素）更常见。很多家长一发现孩子发热就给吃消炎药，这完全是一种误区，同时也是非常危险的做法。很多家长认为有炎症吃消炎药天经地义，但是引起发热的炎症有很多种，基本上可以分为非感染性炎症和感染性炎症两大类。感染性炎症又分为细菌性、病毒性以及其他多种微生物感染引起的炎症。消炎药仅对细菌性炎症有用，可大部分发热是由病毒感染引起的，所以孩子根本不需要吃消炎药。消炎药也并不是万能药，必须先做相关化验检测，有充分证据明确是细菌感染，才能在医生指导下合理选用消炎药。

不要偏信"发烧不会把脑子烧坏"

发热到底会不会把脑子烧坏？发热会不会引起肺炎？发热会不会引起心肌炎？这是很多家长担心的。很多"专家"和公众号都一再强调，发热是好事，不会把脑子烧坏，除非患了脑炎或者其他疾病而引起的发热。

我们知道，人体体温每升高1℃，心搏就会加快约15次/分，此外，基础代谢也会随之增高13%。换言之，体温越高，体内营养素的代谢就越快、氧消耗量也越多，所以，高热是非常耗费体力的。其次，高热还会影响消化功能，使消化道分泌物减少，消化酶的活力下降，胃肠运动缓慢，从而导致患儿食欲不振、消化不良、腹胀腹泻。所以，孩子发热时要控制饮食，避免吃高蛋白食物，加重胃肠道的负担。再次，持续的高度发热或超高度发热会引发中枢神经系统和循环系统功能障碍，如果不能及时发现并迅速给予有效的治疗，可引起器官功能损伤，严重者还会造成永久性伤害、多器官功能衰竭，甚至威胁生命。对于婴幼儿来讲，突然的高热还有引发高热惊厥的风险；高热不退，还会引起胸闷喘憋、剧烈咳嗽、呼吸急促等症状，引发肺炎。

所以，孩子发热时，首先要冷静客观地观察孩子，并对孩子病症及时做出判断，该去医院就去医院，千万不要偏信"发热烧不坏脑子"延误了孩子的病情。

孩子胆小怎么办

孩子胆小分为几种情况：一是天生胆小；二是突然受到猛烈的刺激；三是精神压力过大，影响身体发育，造成胆气虚寒。

孩子天生胆小，是怎么回事呢

从心理发育的角度来看，孩子天生都是胆小的，特别是新生儿，他刚刚从子宫里面来到这个世界，一切都需要适应。很多人看到别人家生孩子，都想过去看一看，很多家庭办很大规模的满月酒，这在中医来讲是不提倡的，小宝宝最好少见生人，孩子看到太多陌生面孔，会受到惊吓，造成精神紧张。有的孩子本来好好的，满月酒以后出现睡觉不踏实，会突然惊醒、哭闹，这是因为孩子受到了惊吓，破坏了原有的生长环境和心理环境，造成孩子精神紧张、恐惧，但很多家长并没有意识到这一点。

中医讲"胆为中正之官"，胆主生发，象征着春天；胆主决断，跟孩子的发育密切相关。很多孩子胆小、怕生，不敢独自一人在家，或者内心很敏感，不能很快融入其他小朋友，这可能都跟身体的发育有关系。

孩子胆小，还可能因为神经系统尚未发育完全。此外，我们发现，凡是会自我保护的孩子都会有胆小的表现。有的孩子天生气质类型属于内向敏感型，他们天生就表现得谨小慎微、顾虑重重，和小朋友一起玩儿也不放松，总是很细心地观察周围人的表情和动作，稍微受到惊吓就会回到妈妈身边，不再回到游戏中，这就是过度敏感而产生过度的自我保护。

运动量少和营养不良也会胆小

如果孩子运动量不够或挑食偏食，就会导致营养吸收不足，严重者还会造成内分泌紊乱，导致大脑长期处于抑制状态，活跃不起来，这也会造成孩子容易陷入胆怯的情绪中不能自拔。

家长的表现让孩子越来越胆小

如果妈妈胆小，没有给孩子起到很好的示范作用，也会加深孩子的胆小。另外，如果父母经常吓唬孩子，比如常说"再淘气我就不要你了，把你送给大灰狼"之类的话，孩子内心也会感到不安和恐惧。

惊吓造成孩子胆小

曾经有个七八岁的小患者，比较贪玩，有一天在家里玩自动铅笔，家长看着生气过去猛地一拍桌子，把孩子吓一跳，铅笔直接扎在眼睛上了。经过治疗，眼睛虽然没什么大碍，可是从那以后，夜里孩子就开始突然惊醒，大喊大叫，在屋里乱跑。这就是我们常说的癔症了，白天这个孩子也变得非常胆小，做什么都过于谨慎。所以家长在教育孩子的时候要讲究方式方法，不要过于刺激孩子。

小儿具有神气怯弱这样的生理特点，对惊恐、紧张的耐受能力本就比成年人要低，对成人来讲一些惊吓不是什么问题，对孩子来说就会产生一些病态。这个主要还是取决于胆量，而胆量与胆是密切相关的。中医认为，胆在脏腑当中是起决断作用的，所以《黄帝内经》中就有"凡十一脏皆取决于胆"。另外，如果小儿胆气亏损，发育就会迟缓。

胆气虚寒的孩子表现就是发育迟缓，身高、体重都低于同龄人，而且体质也比较差。孩子受到惊吓后会出现以下症状：

• 夜里经常惊醒，小孩子会出现睡眠时一激灵一激灵的，有时还会醒过来，甚至出现惊跳。

• 经常出现睡醒后哭闹、夜啼。

• 胆小害怕，不敢独处、独睡，夜里听到一点声音就激灵一下，浑身汗毛竖起。

• 白天总不踏实，感到惶恐。

胆气虚寒的孩子还有一个表现就是面色发青，尤其是眼睛和鼻子周围。这个青色是什么呢？中医认为是肝之本脏色，肝胆密切相关，青是肝颜色的一个反映。如果肝胆之气补凝，本脏之色就会外显于面，小孩肌肤薄嫩，更容易在面上显现出来。若孩子的鼻子、眼睛周围发青，则说明肝气有点亢盛。

中医儿科温胆宁神的治疗方法

小儿客忤（指小儿遇见生人或异物后出现的啼哭惊吓等表现）、遗尿、夜啼、抽动秽语综合征的病因相同，都是因为胆气虚寒，治疗原则就是温胆宁神。

这时我们可以用蕤仁泡水喝。蕤仁，味甘，性微寒，归胆经，能养肝明目、疏风散热，常用于治疗目赤肿痛、脸弦赤烂，目暗羞明。我们将蕤仁敲碎了泡水喝，还可以放一片甜叶菊，使水微甜。

中医还有一个方子，就是温胆汤。取钩藤3克，麦冬2两，竹叶2片，用水煮了代茶饮。钩藤是一味中药，具有清热平肝，熄风定惊的功效。

《红楼梦》里有这么一段，说的是薛蟠之妻夏金桂不听薛宝钗劝说，借酒发疯，大吵大嚷，气得薛姨妈怒发冲冠，肝气上逆，导致"左肋疼痛得很"，宝钗"等不及医生来看，先叫人去买了几钱钩藤来，浓浓地煎了一大碗，给母亲吃了"。薛姨妈"停了一会儿，略觉安顿""不知不觉地睡了一觉，肝气也渐渐平复了。"这里说的就是钩藤的功效。

小儿按摩治疗胆小

对于孩子胆小、夜惊、易紧张、多动等胆气虚寒症状，可以用如下按摩手法来调理。

按揉百会　百会在头顶正中线与两耳尖连线的中点处，后发际正中直上7寸。用拇指或中指指腹按揉3~5分钟。

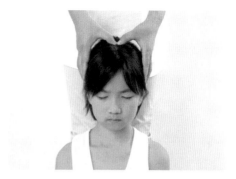

按揉百会

按揉小天心　小天心在手掌，大、小鱼际交接处凹陷处。用拇指指腹按揉3分钟。

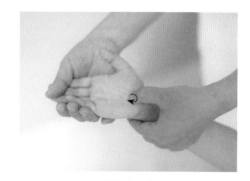

按揉小天心

按揉内关　内关在腕横纹直上2寸处，按揉3分钟。一个疗程7~10天，每天2次，手法要轻柔、深透。

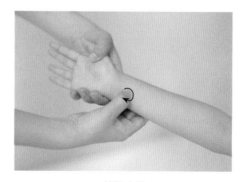

按揉内关

抓住"三好"，让孩子长高个

孩子的身高问题一直都是父母关注和焦虑的，有的孩子的确长得矮，有的则是孩子身高正常，家长的期望过高，认为孩子矮。通过调理，一般较矮的孩子都能达到正常身高，家长需要关注以下几个方面。

要想达到理想身高，要抓住这"三好"，时间好、运动好和睡眠好，这"三好"需要家长和孩子的共同努力。

时间好——抓住孩子长个的黄金期

孩子长个有时限性，我们要抓住几个关键时期。第一个关键期是从出生到3个月，这期间长得最快，3个月以后生长速度减慢。青春期是长高的第二个高峰期。青春期决定终身的身高，过了青春期身高基本就不会再有大幅度的增长了，所以家长要关注孩子发育的这两个最佳时期，在饮食营养、生活规律、运动方式等方面细心照顾、正确引导孩子。

一年中孩子的生长发育有规律性，有的时间段长得快，有的时间段长得慢。因此要合理调整孩子的饮食、营养，以利于孩子长个。一般来讲，初夏是孩子长个儿的高峰期，春生夏长，所以春夏都是长个儿的高峰期。孩子从春天开始长个，就像草木刚刚发芽，长得很快，所以从初春开始，就逐渐进入一年的发育期。但是，真正长得快的时期是初夏这段时间，这个时期温度适宜，利于人体的生长发育，充分显示了夏长这个特点。初夏是指哪个月份呢？我们以黄河流域为例，阴历四月，阳历的5月就是初夏，也就是长高的黄金月份。

运动好——适合孩子长个的运动方式

运动与孩子长个密切相关，进行适度、合理的运动才能长得高。那么什么样的运动形式更有利于孩子长个呢？

我们曾经做过一个网络调查。调查结果显示：选择跳远长个的有37%，选择俯卧撑长个的12%，选择引体向上长个的占51%。从调查结果来看，选择引体向上的有一半以上，但事实上这种运动反而最不利于长个，跳远则最有利于孩子长个。

我们都知道，个子高和个子矮的人比较起来，上身的差距不会很大，是腿的长度决定了身高差距。跳远锻炼的是腿部肌肉，有利于下肢的生长发育，自然有利于长个，与它类似的还有跳皮筋、打篮球、跳绳、摸高等。引体向上、俯卧撑都是锻炼上肢的运动，适度锻炼一下是可以的，但如果过度锻炼，引起上肢发育过度并不好。还有哑铃、举重之类的负重运动不但不利于长个，还会由于重压影响长个。因此不建议青春期的孩子过多进行上肢运动和负重运动。

此外，压腿、抻腿这种拉伸性运动能够帮助孩子把筋拉开，也有利于长个。儿童时期，多让孩子在户外进行奔跑、跳跃、追逐，既能长个，还能提高免疫力。

睡眠好——培养孩子的睡眠能力

中医里有句话"食补不如动补，动补不如睡补"，就是强调好的睡眠比食疗和运动都要有效。对孩子而言，睡眠会直接影响到生长发育，其重要性不言而喻。

睡眠还可以促进大脑的发育，科学研究结果表明，相对于睡眠不好的孩子，睡眠好的孩子智商更高。只有睡眠充分，孩子醒后才更有精力，能更好地完成日常活动。

此外，熟睡时也是孩子体内各项功能自我修复的时间。人体本身具备自我修复功能，熟睡时身体不需要去应付外界的干扰，可以专注于自我修复。所以，孩子生病时，可以让他多睡觉，在睡眠中靠自身的修复能力帮助身体康复。

所以孩子出生后家长就要有意识地培养其规律的作息习惯，培养睡眠能力。由于孩子的五脏六腑发育尚未成熟，神经系统发育也不成熟，所以睡眠能力也是不完备的、稚嫩的，随着孩子的成长，身体发育趋于成熟，睡眠能力就会越来越强。

好的睡眠可以促进孩子长高，这是因为孩子熟睡时生长激素分泌最为旺盛。有数据显示，70%以上的生长激素都是在睡眠中分泌的。睡得好才能长得高，所以孩子在22点前必须睡觉。中医认为，从23点到第二天1点，是子时，是阳气升发并逐渐强盛的时间段，这时也是孩子长个的高峰期，家长一定要注意，在23点以前，务必要让孩子睡觉。

孩子动不动就积食，四招10秒早判断

孩子大都消化不好，特别容易引起积食，再稍一着凉，就会引发感冒、呕吐等，家长需要学会观察孩子的舌苔、口气、大便、睡眠，如果有两个以上出现异常，孩子很可能就是消化不好，积食了。

第一招，看舌苔

查看的时间最好是孩子起床后早餐前。舌苔正常应为淡红舌、薄白苔。如果孩子的舌苔是白白的、黄黄的，而且比平时厚腻，那很可能是积食了。

第二招，闻口气

口气就是胃气，口气清新，没有气味说明机体处于正常、健康的状态。如果孩子口气有明显异味甚至有酸臭的味道，那多半是食物不消化，积滞堵塞在胃肠道里了。

第三招，看睡眠

中医认为"胃不和卧不安"。积食日久会化热，所化之热很容易上扰心神，影响睡眠。如果平时孩子睡眠情况不错，近期突然睡得不安稳，出现翻来覆去、趴着睡等情况，排除了情绪因素后，多半就是积食了。

第四招，观大便

大便是最能直接体现孩子肠道状况的，家长可以通过孩子大便的时间、次数、形状、颜色、味道等来判断孩子近期的消化情况。

首先，观察大便的时间。如果孩子平时晚上从幼儿园回来才拉大便的，某一天当天早上就拉了或者回来以后没拉，那就要引起注意了。

其次，要观察孩子平时每天大便的次数。如果平时很稳定，最近几天跟平时不一样，也有可能是积食了。

再来就是观察大便形状、颜色。一般母乳喂养的孩子大便是稀烂糊状的，淡黄色或淡绿色的。如果孩子的大便呈深褐色并带有一些没消化的奶瓣、黏液等，那就要引起注意了，这可能是孩子身体欠佳的信号。增加辅食后，大便开始向黄色条状过度。如果发现孩子开始便秘、拉稀，大便有残渣、味道酸臭等，基本上可以判断孩子就是积食了。

孩子发病容易、传变迅速，出现一些身体不适的苗头时一定要及早发现，密切观察，先用按摩手法帮孩子缓解不适。如果发现症状严重，要及时到医院诊治，不能拖。

接地气的中医育儿歌

网上流传着一首中医育儿歌，很受妈妈们的热捧，总结得非常好，特别接地气。

中医育儿歌是这样写的：

若要小儿安，三分饥与寒；

一把蔬菜一把豆，一个鸡蛋一点肉；

鱼生火，肉生痰，萝卜白菜保平安；

少喝饮料多喝水，煎炸熏烤伤脾胃；

外感积食儿常见，调理脾胃是优先；

有病没病吃小药，正当病时失疗效；

春捂秋冻应变化，穿衣五法要记牢；

背暖肚暖足要暖，头和心胸却须凉。

这首中医育儿歌对父母常见的错误育儿观点做了很好地提醒，也给育儿出了正确的做法。

若要小儿安，三分饥与寒

孩子并不是穿得越暖越好，因为孩子的新陈代谢比成人活跃，加上不停地活动，穿多了容易出汗，出汗后着凉是孩子感冒的主要原因之一。再说喂养，如果不生病，孩子一般都不会拒绝食物，倘若孩子拒绝食物，则说明孩子已经吃饱了或者食物不太适合孩子。我们在生活中常能见到追着孩子喂饭的妈妈，很多时候并不是孩子不听话，而是孩子不想吃，而妈妈一定要再多喂一口。孩子的消化能力还不健全，吃多了就容易积食，损伤脾胃，导致孩子抵抗力下降、容易生病。现在孩子生活条件太好了，说实话，孩子饿不着，就算饿一两顿，也不会有什么问题。所以孩子偶尔不想吃饭，是身体发出的预警，也是身体自我调节的过程，家长不要过多干预。在孩子生病的时候，则更要注意节制饮食，减轻胃肠的负担，使身体能够集中精力抗击疾病，早日康复。做家长的，不要总是担心孩子吃不饱、穿不暖，孩子不想吃的时候别强迫喂食。

家长还应根据天气情况适当增减孩子的衣物，根据季节变化和每天的气温变化给孩子穿好、穿暖。初春时节气温变化大，很多人觉得气温已经升高到十几度了，就脱掉孩子的棉衣。老话说"春捂秋冻"，这是经过了长期历史实践检验过的真理，立春以后天气明显暖和了，但寒潮仍会在不知不觉中突然袭来，使气温骤降到零度以下。所以，千万不能过早收起冬衣。一般来说，清明以后气温才能真正稳定下来，这个时候再考虑给孩子减掉一些衣服就比较安全了。

此外，可以给孩子准备几件薄厚不一的马甲，非常实用。早晚温差较大时给孩子穿上马甲，能够保护前心后背不易被风邪侵袭，孩子活动起来也很方便。

同理，入秋之后虽然有几许凉意，但"秋老虎"还会常常反扑，若添衣过早，孩子很容易出汗，增加中暑的风险。因此，入秋气温不稳定的时候不要急于给孩子加衣服，即便要加衣服也应先加上衣，后加裤子，鞋不要太暖。

一把蔬菜一把豆，一个鸡蛋一点肉

孩子不在于吃得多好，重要的是合理搭配营养。孩子1岁以后，可以跟大人一起吃饭，做得稍微软烂些即可。营养配比应按荤素搭配的原则，均衡摄入营养，膳食结构中应以淀粉等五谷杂粮为主，配合部分优质蛋白质和少量脂肪。主次搭配营养才能均衡，偏食的孩子体质则往往较差。

鱼生火，肉生痰，萝卜白菜保平安

很多父母担心孩子长不高，会输给同龄的孩子，所以变着法儿给孩子吃各种营养丰富的食物。其实人体是一个高度智能的系统，它会根据实际需要主动吸收营养，并完成三大营养素（碳水化合物、蛋白质、脂肪）之间的转化。很多人吃素却长得很胖就是这个原因。所以不存在少吃肉就不长肉的问题。当然，这不是说孩子不能吃鱼和肉，而是说鱼和肉等高热量食物不容易消化，吃多了容易损伤脾胃，出现口臭、积食等情况。家长应选择清淡、易消化的食物，配合少量优质蛋白质喂养孩子，保证孩子健康成长。

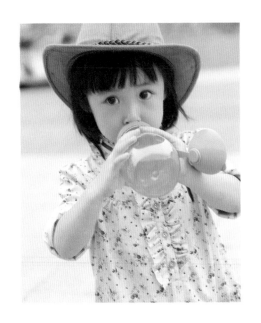

少喝饮料多喝水，煎炸熏烤伤脾胃

有的孩子喜欢喝果汁饮料，有的孩子喜欢喝碳酸饮料，可不管什么饮料，在医生眼里都是一点好处也没有的。医生认为，最好的饮料就是白开水。

仔细观察就会发现，喜欢喝饮料的孩子体格发育呈两极分化：要么消瘦，要么肥胖。原因就是饮料中糖含量过高，对于食欲不旺盛的孩子，糖摄入过多会影响控制饥饿与饱食的中枢，长期下去必然造成蛋白质、维生素、矿物质摄入不足，影响身体发育。对于食欲旺盛的孩子，又从饮料中获得更多热量，造成热量摄入过多，便会以脂肪形式储存起来，结果导致肥胖。

除了饮料的问题，健康的烹调方式也非常重要。市面上流行的烤串、炸串等都不是健康的烹调方法，煎、炸、熏、烤等烹调方式虽然能刺激人的食欲，但高脂肪、高盐、高辣度的食物最伤脾胃，影响消化吸收功能。对孩子来说，最好选择蒸、煮、炒等少油少盐健康烹调的食物。

外感积食儿常见，调理脾胃是优先

孩子生病的根本原因在于孩子脾胃虚弱，不能很好地运化吃进去的食物，再加上家长填鸭式的喂养，导致孩子消化不良，形成积食。积食形成后，风寒、风热等邪气就很容易侵袭孩子的身体，所以家长的首要任务是调理孩子的脾胃，增强孩子的体质，保证均衡营养，不要过度喂养。还要让孩子经常锻炼身体，培养良好的运动习惯。

有病没病吃小药，正当病时失疗效

有孩子的家庭通常会准备一些"小药"，比如至保定、保婴丹、猴枣散等，有病没病给孩子吃点儿，说是预防感冒、咳嗽、积食等。但"是药三分毒"，任何药物都有其适用范围和使用禁忌。很多父母缺乏相关专业知识，不能准确地把握药物的适用范围、服用疗程、停药指征等，常常道听途说、滥用药物，反而增加了药物伤害孩子的风险，甚至加重病情，给医生后续治疗带来困难。

中医讲究的是对症下药，在不对症的情况下，给孩子吃所谓的"小药"容易干扰孩子的气机，破坏孩子的免疫系统，导致一旦生病，对症的药物也难以发挥作用。

背暖肚暖足要暖，头和心胸却须凉

什么是"三暖一凉"呢？就是要保证孩子背暖、肚暖、足暖、头凉，做到这几点，孩子就不容易感冒、生病。

背暖：保持背部适当温暖可以预防疾病，减少感冒的机会。"适当温暖"就是不可过暖，过暖则背部出汗多，出汗多反而会造成背部湿凉，容易感冒。

肚暖：肚子是脾胃之所，保持肚暖就是保护脾胃。孩子脾常不足，当冷空气直接刺激腹部时就会损伤脾胃，使脾胃不能正常稳定地运转，影响消化吸收，耽误营养物质传送至全身各个器官。所以，孩子睡着后一定要盖好肚子，守护好脾胃。

足暖：足部是阴阳经穴交会之处，皮肤神经末梢丰富，对外界刺激非常敏感，同时孩子足部受凉也是感冒的诱因之一。只有孩子的足部保持温暖，才能保证身体能够适应外界气候的变化。

头凉：从生理学的角度来讲，孩子经由体表散发的热量中有1/3是由头部发散的。头热容易导致心烦头晕而神昏，中医认为，头部最容易"上火"，孩子患病更是头先热。

如果孩子保持头凉、足暖，则必定神清气爽，气血循环顺畅。

微信扫描书中含 图标的二维码
★配套电子书
★专家讲解视频
★儿童安全小知识

附录 儿童按摩常用穴位

手背穴位图

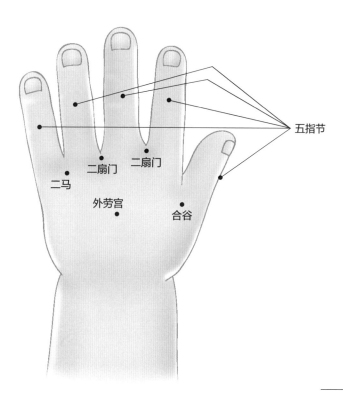

五指节：安神、定惊、化痰
二扇门：发汗解表，温中散寒
二马：滋阴补肾，利水通淋
外劳宫：温阳散寒，发汗解表
合谷：镇静止痛，通经活络

手心穴位图

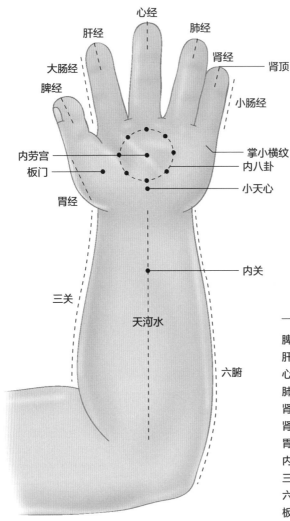

脾经：健脾胃，补气血，化痰
肝经：平肝泻火，熄风止痉
心经：清热泻火，养心安神
肺经：补益肺气，化痰止咳
肾经：补肾益脑，温养下元
肾顶：止汗，补肾壮骨
胃经：和胃降逆，除烦止渴
内关：行气降逆，温胃散寒
三关：温阳散寒，发汗解表
六腑：清热、解毒、凉血
板门：健脾和胃，消食止吐
大肠经：涩肠固脱，清大肠湿热，
　　　　导积滞
小肠经：清热利尿，泌别清浊
内劳宫：清热除烦
内八卦：宽胸理气，和胃降逆
小天心：清热镇惊，利尿透疹，
　　　　安神
天河水：清热解表，泻火除烦
掌小横纹：清热散结，宽胸化痰

正面穴位图

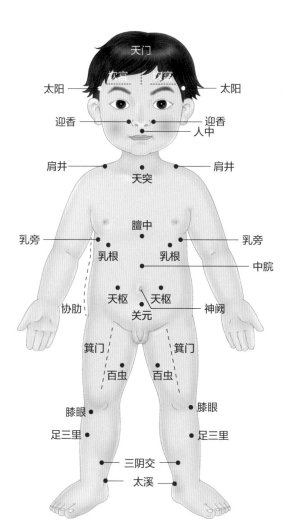

天门：疏风解表，醒脑止痛

坎宫：疏风解表，止头痛

太阳：发汗解表，止头痛

迎香：宣肺气，通鼻窍

人中：醒脑开窍，镇静安神

天突：理气化痰，止咳平喘

膻中：宽胸理气，止咳化痰

乳根：理气、化痰、止咳

乳旁：理气、化痰、止咳

协肋：疏肝行气，化痰消积

中脘：健脾和胃，消食和中

神阙：温阳散寒，消食降浊

关元：培补元气，导赤通淋

天枢：理气消滞，调理大肠

箕门：清热利湿，通利下焦

百虫：疏通经络，活血止痒

膝眼：活血通络，疏利关节

足三里：健脾和胃，强身健体

三阴交：通血脉，活经络，利湿热

太溪：清热、生气

肩井：疏导水液，宣通气血

背面穴位图

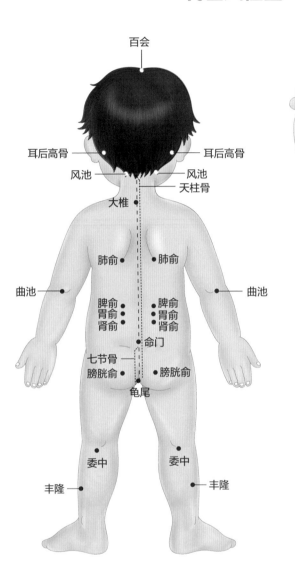

百会

耳后高骨　　　　耳后高骨
风池　　　　风池
天柱骨
大椎

肺俞　　肺俞

曲池　　　　　　　　曲池

脾俞　　脾俞
胃俞　　胃俞
肾俞　　肾俞
命门
七节骨
膀胱俞　　膀胱俞
龟尾

委中　　委中

丰隆　　　　　　丰隆

涌泉

百会：安神镇惊，升阳举陷

曲池：疏风清热，调和营卫

丰隆：化痰平喘，和胃气

耳后高骨：发汗解表，镇惊安神

天柱骨：降逆止呕，解表

大椎：清热解表

肺俞：调补肺气，止咳化痰

脾俞：健脾和胃，消食祛湿

肾俞：滋阴壮阳，补益肾元

膀胱俞：调节二便，强腰脊

七节骨：温阳止泻，泻热通便

龟尾：调理大肠，止泻通便

委中：舒筋通络，止痉

涌泉：引火归元，滋阴降火

胃俞：和胃助运，消食导滞

风池：祛风解毒，醒脑开窍

命门：温肾助阳